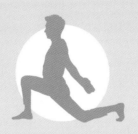

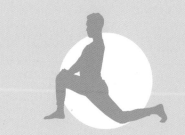

쓸모 있는
몸을 만드는 고강도
다이어트
스트레칭

쓸모 있는 몸을 만드는 스트레칭

고강도 다이어트

체지방 감소, 근력강화, 유연성, 체력증진을 위한

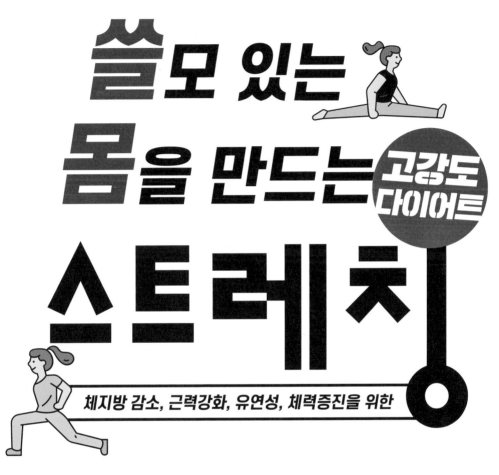

스트레칭 조이 **김성종 · 최호열** 지음

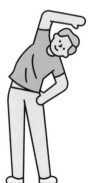

Booksgo

스트레칭으로
다이어트가 될까

스트레칭을 가르친다고 할 때 대부분의 사람들은 스트레칭도 배우냐고 반문하며 낯설어하던 때가 벌써 몇 해 전입니다. 지금은 스트레칭의 중요성이 많이 알려져서 일상생활의 지친 몸에 활력을 불어넣고 유연성을 키워 몸의 균형을 맞추는 운동이라는 인식이 많아졌습니다.

스트레칭은 오랜 시간 앉아 있는 현대인에게 가장 맞춤된 운동입니다. 특별한 장소와 시간, 기구 없이도 언제 어디서든 할 수 있기 때문이죠. 또한 자연스럽게 몸을 풀어주는 동작을 따라 하다 보면 어느새 혈액 순환이 좋아지고, 고질병처럼 느껴지는 부위별 통증도 완화시킬 수 있습니다. 스트레칭은 동작의 움직임과 강도에 따라서 다양하고 확실한 효과를 얻을 수 있습니다.

첫 번째 《쓸모 있는 몸을 만드는 스트레칭》에서는 통증별, 부위별 스트레칭에 대해 다루었고, 두 번째 《쓸모 있는 몸을 만드는 다리찢기 스트레칭》에서는 다리찢기 스트레칭을 다루었습니다. 이번 《쓸모 있는 몸을 만드는 고강도 다이어트 스트레칭》에서는 다이어트 스트레칭을 담았습니다.

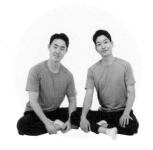

　예쁜 몸매를 가꿀 수 있는 웨이트 트레이닝이 열풍인 요즘 유연성이 부족
한 상태에서 무거운 중량을 다루다가 부상을 당하는 경우가 많이 있습니다.
이 책에는 근력, 지구력, 유연성 등 몸의 전체적인 밸런스를 잡아 줄 수 있는
다이어트 스트레칭을 담아 누구도 부담 없이 진행할 수 있도록 하였습니다.

　누구나 따라 할 수 있는 다이어트 스트레칭으로 헬스장에 가지 않더라도
집에서 쉽게 할 수 있는 동작들로 구성하였습니다.

　이 책을 통해 무작정 살을 빼기 위한 다이어트가 아닌 몸의 기능을 한껏
높여줄 수 있는 다이어트를 경험하길 바랍니다. 스트레칭을 운동 전 가벼운
워밍업이 아닌 본격적인 운동으로 응용한 다이어트 스트레칭을 함으로써
체지방 감소와 동시에 유연성도 얻을 수 있을 겁니다.

　잦은 다이어트 실패로 잃어버린 자신감을 채워 줄 수 있는 단 한 권의 책
이 되길 바랍니다.

김성중, 최호열

contents

PART 01

건강한 다이어트를 위한 스트레칭

PART 02

다이어트 스트레칭을 위한 준비 운동

2000칼로리 박살 에어로빅 기초 스텝

PART 03
날씬하고 탄탄한 라인을 만드는
다이어트 상체 스트레칭

PART 04

완벽하고 매끈한 탄력을 만드는
다이어트 하체 스트레칭

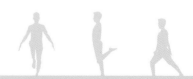

PART 05

하루 15분, 살은 빼고 라인을 만드는
다이어트 스트레칭

이 책을 보는 방법

이 책은 다이어트 스트레칭을 다섯 파트로 나눠 담았습니다. 무작정 살을 빼기 위한 운동이 아닌 몸의 기능을 높이고 밸런스를 잡아줄 수 있는 동작 위주로 구성하였으며, 에어로빅 기초 스텝을 선보이며 유산소성 스트레칭의 진수를 보여줄 것입니다. 또한 상·하체로 나눈 고강도 다이어트 스트레칭과 몸의 라인을 만드는 다이어트 스트레칭 루틴으로 체지방 감소뿐만 아니라 근력, 지구력, 유연성을 동시에 얻을 수 있도록 하였습니다.

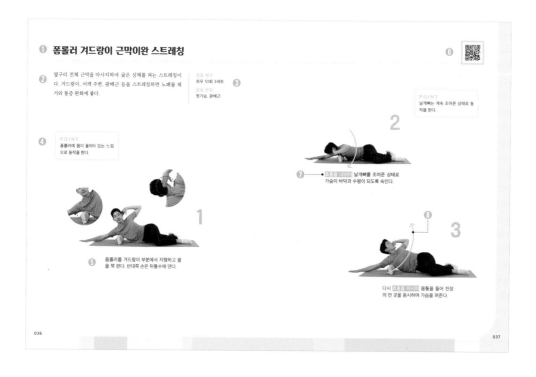

① 스트레칭 이름

이번에 할 스트레칭의 이름을 알려줍니다.

② 스트레칭 설명

지금 하고 있는 스트레칭이 어떤 효과가 있는지 설명해줍니다.

③ 횟수와 부위

이 운동에 필요한 운동 횟수와 자극을 느끼는 부위를 알려줍니다.

적힌 횟수는 자극을 주는 최소 운동 횟수입니다. 같은 동작을 반복하여 운동

효과를 높일 수 있습니다.

④ POINT

동작을 할 때 알아두면 좋은 점과 주의할 점을 자세하게 설명해줍니다.

⑤ 동작 설명

호흡법, 자세 등의 설명을 앞에서 코치 받는 것처럼 친절하게 설명해줍니다.

⑥ QR 코드

스트레칭 조이가 직접 설명해주는 운동 영상을 담았습니다.

⑦ 호흡

스트레칭에서 중요한 것이 호흡입니다. 동작과 동작 사이에 숨을 들이쉬고

내쉬어야 합니다.

⑧ 화살표

몸이 움직여야 하는 방향을 알려줍니다.

다이어트 스트레칭하는 방법

❶ 다이어트 스트레칭을 시작하는 첫 날

자신의 모습을 정확히 아는 것이 중요합니다. 자신의 앞모습, 옆모습을 사진으로 남기거나 거울로 확인해 자신의 몸 상태와 유연성을 파악하고 스트레칭을 시작하는 것이 중요합니다.

❷ 에어로빅 기초 스텝을 일주일에 3회 이상 하기

에어로빅 기초 스텝 7가지는 누구나 쉽게 따라 할 수 있을 만큼 전혀 어렵지 않습니다. 가장 좋아하는 음악에 맞춰서 신나게 해보세요. 일주일에 3회, 에어로빅 7가지 스텝을 하는 것만으로도 살이 쏘옥 빠집니다.

❸ 근막이완부터 차근차근 단계를 거쳐 스트레칭

자신의 유연성을 파악하고 반드시 근막이완 스트레칭을 진행합니다. 그런 다음 자신이 할 수 있을 만큼의 상·하체 레벨에 맞춰서 다이어트 스트레칭을 진행해주세요. 절대 무리하지 말고 자신이 할 수 있는 만큼만 합니다.

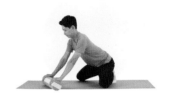

❹ 유연성이 아주 좋은 사람의 스트레칭

상체와 하체의 움직임이 부드럽고 유연성이 좋은 사람이라도 근막이완 스트레칭부터 순차적으로 진행하여야 근육에 부담을 주지 않고 무리 없이 운동할 수 있습니다.

❺ 나만의 루틴 만들기

근막이완 → 스트레칭 → 운동으로 구성된 나만의 루틴을 만들어서 일주일에 두 번 반복하고 하루는 휴식을 취합니다. 혹시 나만의 루틴을 만드는 것이 익숙하지 않다면 PART 05의 루틴을 활용해보세요.

다이어트 스트레칭 루틴	근막이완	스트레칭	운동
안쪽 허벅지 라인 만들기			
애플힙 만들기			
잘록한 허리 만들기			
매끈한 등 라인 만들기			
날씬한 뒤쪽 허벅지 라인 만들기			

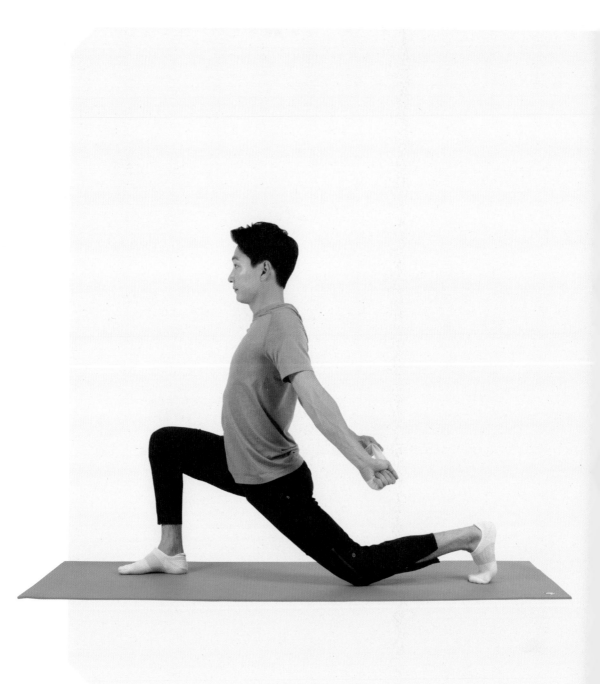

건강한
다이어트를 위한
스트레칭

다이어트를
해야 하는 이유

다이어트를 시작하는 사람들의 대부분은 건강을 위해 다이어트를 결심한다. 물론 예쁜 몸, 아름다운 몸매를 원해서 다이어트를 하기도 하지만, 궁극적으로는 건강을 위한 것이다.

다이어트의 원인은 여러 가지가 있지만 특히 자신의 역할을 다한 지방이 몸 속에 축적되어 비만을 만들고 질병으로 인한 건강 문제를 발생시킨다.

음식이 몸에 들어왔을 때 에너지원으로 쓰이고 난 후 남는 것들은 중성 지방으로 체내에 축적된다. 이때 중성 지방은 피하 지방, 내장 지방, 이소성 지방으로 쌓이게 된다. 피하 지방은 열 손상을 방지하고 충격을 방지하며 몸을 보호하는 지방이다. 내장 지방은 장기 사이사이에 있는 지방으로 에너지 저장의 역할을 하지만, 기준치보다 많아지면 당뇨, 고혈압의 등 위험한 질환으로 이어질 수 있다. 이소성 지방은 내장 지방으로 축적되고 남은 지방이 근육과 각종 장기 사이사이에 붙어 쌓이게 되는데, 인슐린 저항성을 높여 여러 가지 대사 질병, 고혈압 등 무서운 질환으로 이어지게 된다.

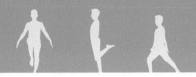

다이어트에는 여러 가지 방법이 존재한다. 간헐적 단식, 저탄고지 다이어트, 한약 다이어트, 다이어트 보조식품, 유산소 운동을 통한 다이어트 등 그 종류도 많다.

많은 사람들이 운동을 병행하지 않으면서 오로지 식단으로만 다이어트를 하려고 한다. 그럴 경우 지방과 함께 근육까지 손실될 확률이 높으며 기초대사량이 낮아지게 된다. 결국 다이어트가 끝나고 평소 먹었던 식습관으로 되돌아오면 바로 요요 현상이 나타난다. 어쩌면 그 전보다 더 살이 찔 수도 있다.

이 책에서 소개하는 다이어트 스트레칭이란 스트레칭으로 다이어트를 하기 위함이 아니다. 스트레칭 동작을 응용한 '유산소성 스트레칭'을 통해 살을 빼고 근육을 채워 체력을 만들고자 한다. 기초 대사량을 높여 살이 찌지 않는 몸으로 만들어 요요 현상에서 자유로운 몸이 되길 바란다.

다이어트 스트레칭을
반드시 해야 하는 이유

일상생활뿐만 아니라 모든 스포츠나 활동에서는 좋은 신체 기능을 필요로 한다. 여기서 말하는 좋은 신체 기능이란 근력, 순발력, 가동성, 민첩성, 지구력 등 다양한 기능들을 뜻하는데, 많이들 간과하는 것 중 하나가 '가동성'이다.

아무리 근력이 좋더라도 가동성이 좋지 않다면 근력을 제대로 활용할 수가 없으며, 그와 반대로 가동성이 좋다면 자신이 가지고 있는 기능들을 최대치로 끌어낼 수 있다.

골프 스윙을 할 때 등뼈의 회전과 광배근, 어깨의 가동성이 좋지 못하다면 회전 반경을 크게 만들어 낼 수가 없으므로 그만큼 힘을 실으면서 임팩트를 줄 수 없을 것이다.

하지만 많은 사람이 가동성의 중요성에 대해서 인지를 못 하는 이유 중 하나는 지금까지 자신이 가지고 있는 가동성 내에서만 운동을 해왔기 때문이다. 그렇게 운동하는 것이 당연하기에 필요성을 전혀 느끼지 못했다.

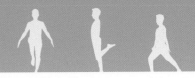

    좋지 않은 가동성을 가지고 지속적으로 운동을 하면 서서히 근육과 힘줄, 관절에 무리가 되어 부상이 올 수밖에 없다.

    이 책에서 소개하는 다이어트 스트레칭은 개개인이 가지고 있는 근육의 길이, 관절의 가동 범위를 점차적으로 늘여나가면서 다이어트를 할 수 있는 동작들로 구성하였다. 그래서 다이어트 스트레칭을 통해 체중 감량을 성공시킨다면 무작정 살을 빼는 것보다 훨씬 좋은 기능을 발휘할 수 있는 몸을 가지게 될 것이다.

요요를 막아주는
다이어트 스트레칭

다이어트는 잘못하면 독이 될 수 있다. 대표적으로 요요 현상을 꼽을 수 있다. 요요를 예방하기 위해 다이어터들은 수많은 방법을 사용한다. 식단과 운동을 병행하며 인내하고 참아낸다. 하지만 평생을 인내하고 참으며 살 수는 없다. 그래서 다이어트 후 발생하는 요요를 예방하고 우리를 평생의 구속에서 해방시킬 수 있는 방법으로 '스트레칭'을 추천하는 것이다.

다이어트를 하면서 걷기, 뛰기 등의 다양한 도전을 한다. 팔뚝 살을 빼고 싶어 팔뚝 살을 빼는 운동을 진행하지만, 오히려 승모근이 발달하여 난감했던 기억이 있을 것이다.

우리의 몸은 전신이 신경으로 연결되어 있기에 하체 운동을 하면서도 상체의 힘이 쓰인다. 그 이유가 바로 '가동성' 때문이다.

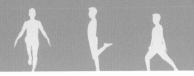

스쿼트를 할 때 고관절, 발목, 햄스트링, 엉덩이(둔근) 등 다양한 관절과 근육에서 가동성을 필요로 한다. 그런데 가동성이 나오지 않는 상태에서 스쿼트를 진행하면 허리와 무릎에 통증을 발생시킬 수 있으며 하체 유연성 부족으로 상체까지 긴장을 유발시켜서 승모근의 발달로 이어지는 것이다.

스트레칭이 동반된 운동을 하면 우리 몸에 혈액 순환이 증가하게 되어 노폐물 제거와 통증 완화에도 도움이 된다. 그래서 '스트레칭'을 이용한 다이어트에 접근해야 몸에 해롭지 않은 건강한 다이어트가 가능하다.

다이어트 스트레칭
왜 좋은가

일반적으로 많이 진행하는 칼로리 소모만을 위한 운동이 아닌, 유산소와 유연성이 합쳐진 운동으로 전체적인 몸의 균형을 맞춰 나갈 수 있다. 유연성이 부족해서 느끼지 못하였던 부위에 보다 정확한 근육의 자극 전달을 할 수 있다.

러닝머신, 사이클 같은 단순 반복 운동이 아닌 다양한 동작을 통해서 지루하지 않게 유산소 운동을 할 수 있다. 또한 다른 유산소 운동보다 장소의 제약을 덜 받는다. 근육을 늘여주고, 관절과 인대의 강화, 림프 자극을 통해 혈액 순환에 도움을 줘서 다이어트에 큰 효과가 있다.

스트레칭은 근육을 풀어주는데 집중하는 운동이라 몸의 근육을 키우거나 크게 만들지는 않는다. 대신 근육이 운동할 수 있는 범위를 만든다. 앞에서도 계속 이야기하였지만, 몸의 가동성을 만들고 넓혀주는 것이다.

사람에 따라 근육 발달이 다르고, 유독 한 부위가 발달하여 고민일 때가 있다. 이런 사람들은 몸속 노폐물 배출이 잘 안 되고 체내 순환도 제대로 되지 않는 경우라고 볼 수 있다. 그래서 격렬한 근력 운동을 먼저 하기보다는

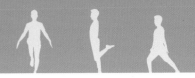

근막이완을 하면서 몸을 풀어주는 것이 가장 좋다. 그런 다음 스트레칭으로 근육을 늘여주면서 체내의 순환을 도와주면 원하는 효과를 얻을 수 있을 것이다.

어떤 일이든 꾸준히 하는 것이 좋다. 다이어트 스트레칭도 중간에 포기하지 않고, 꾸준히 하다보면 기초 체력이 올라갈 것이다. 이 책에서 소개하고 있는 다이어트 스트레칭을 제대로 해주는 것만으로도 충분한 기초 체력을 만들 수 있다.

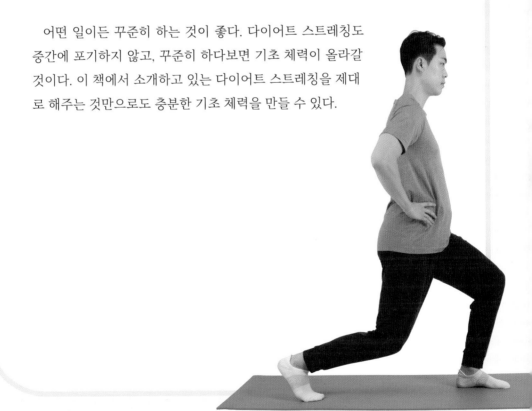

건강한 다이어트
습관부터 확인하자

다이어트를 말할 때 대부분 닭가슴살, 채소 등을 주로 먹는 식단 때문에 힘들었다고 토로한다. 하지만 확실한 다이어트 효과를 위해 식단은 반드시 병행해야 한다. 다이어트 스트레칭을 할 때도 다이어트 식단과 함께 하면 효과가 배가 된다.

물론 지금의 사람들에게 다이어트 식단은 너무 가혹하다. 다이어트 식단은 어쩌면 다이어트를 빠르게 포기하게 만드는 원인일 수도 있다. 그래서 다이어트 식단을 강요하기보다는 약간의 습관만 바꿔보라고 조언한다. 당연히 다이어트 스트레칭과 함께 말이다.

스트레칭 조이의 Tip

❶ 밥을 먹을 때는 잡곡 형태의 밥을 먹자.
❷ 빵을 먹을 때는 호밀빵, 통밀빵 형태를 먹자.
❸ 국을 먹을 때는 국물보다 건더기 위주로 먹자.
❹ 규칙적인 운동을 계획하자.

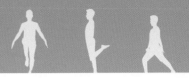

몸은 정말 솔직하다. 움직이는 만큼 반응한다. 다이어트 식단과 함께 오전, 오후를 나눠 미루지 않고 꾸준히 할 수 있는 계획적인 운동을 병행한다면 극적인 다이어트 효과를 기대할 수 있다.

스트레칭 조이의 Tip

- **하루 한 번 운동할 때**
  - 시간대를 정확하게 맞춘다.
- **하루 두 번 운동할 때**
  - 오전, 오후로 나누고 유산소 운동과 근력 운동으로 나눠서 진행한다.
- **하루 세 번 운동할 때**
  - 하루 두 번 운동할 때와 동일하게 맞추지만, 점심시간을 활용하여 걷기 또는 계단 오르기를 함께 실행한다.

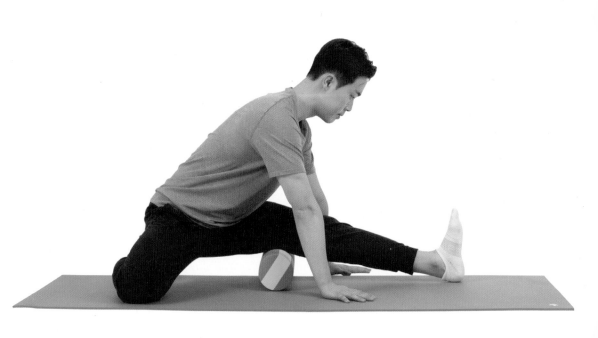

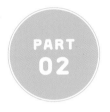

다이어트
스트레칭을 위한
준비 운동

밴드 커브 스트레칭

밴드나 수건만 있으면 어디서나 쉽게 스트레칭을 할 수 있다.
이 스트레칭은 허리 근육이 짧아지면서 발생하는 허리의 압박
을 줄여주고, 혈액 순환과 편안한 상체를 만들 수 있다.

운동 횟수
좌우 10회 3세트
운동 부위
옆구리, 광배근

POINT
동작을 할 때 골반은 정면을 바라
보도록 유지한다.

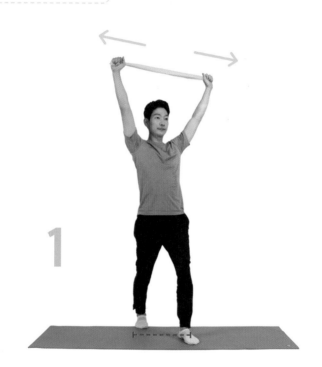

양손을 위로 들고 밴드를 팽팽하게 잡
아당긴다. 다리를 어깨너비만큼 앞뒤
로 벌려 자세를 잡는다.

028

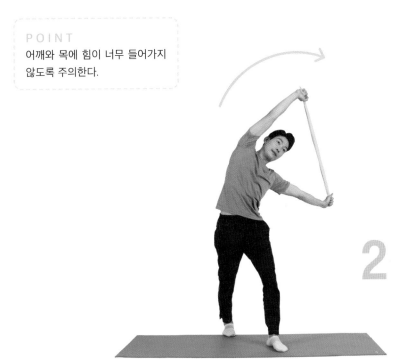

2

호흡을 내쉬며 밴드 잡은 손을 앞으로
나온 다리인 왼쪽 옆으로 천천히 넘긴
다. 반대쪽도 동일하게 진행한다.

밴드 트위스트 스트레칭

굽은 상체를 펴는 데 가장 도움이 되는 스트레칭이다. 어깨 주
변과 광배근까지 전체적으로 근막을 마사지하여 노폐물 제거
와 통증 완화에 도움이 된다.

운동 횟수
좌우 10회 3세트
운동 부위
날개뼈,
안쪽 허벅지

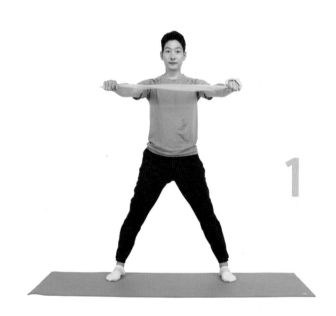

밴드를 양손으로 팽팽히 당기며 앞으로 뻗
고, 다리를 어깨너비보다 조금 더 벌려 자세
를 잡는다.

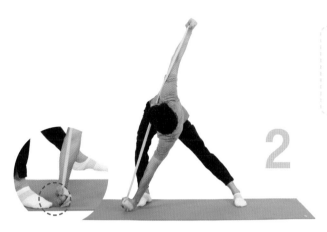

POINT
밴드를 당긴 손은 반대쪽 새끼발
가락과 닿을 수 있도록 몸을 비
튼다.

2

호흡을 내쉬며 천천히 몸을 비틀어 반대쪽
새끼발가락 쪽으로 밴드 당긴 손을 넘긴다.

POINT
위로 뻗은 손은 많이 넘어갈 필
요는 없고 날개뼈의 힘이 풀리
지 않을 만큼만 유지한다.

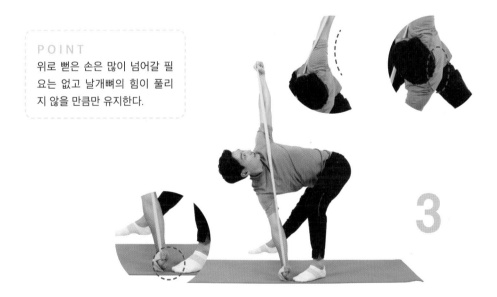

3

반대쪽도 같은 방법으로 진행한다.

밴드 런지 스트레칭

밴드를 이용한 스트레칭이다. 가슴을 펴면서 하체의 균형 감각을 올리고 골반 정면 부분의 스트레칭을 진행하여 편안한 골반을 만들어 준다.

운동 횟수
좌우 10회 3세트
운동 부위
날개뼈, 장요근

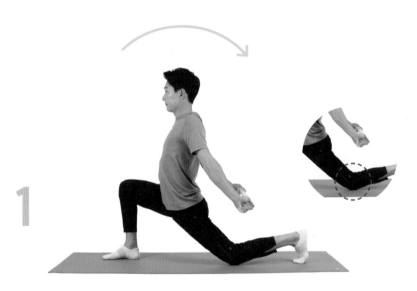

양손으로 밴드를 잡고 뒤로 넘겨준 상태에서 한쪽 무릎을 굽히고 다른 쪽 무릎은 뒤로 뻗어준다. 이때 뒤로 뻗은 다리의 무릎은 바닥에 내려놓는다.

POINT
다리가 위, 아래로만 움직일 경우
스트레칭이 효과적으로 이루어
지지 않는다.

POINT
다리를 들어 올릴 때는 위, 아래
운동이 아님을 명심하며, 앞쪽 무
릎과 발뒤꿈치가 서로 당기는 느
낌이 나도록 당긴다.

2

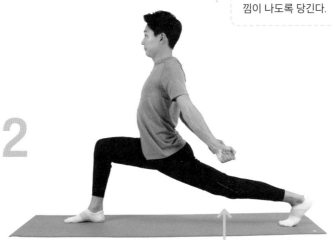

호흡을 마시며 뒤로 뻗은 다리의 무릎을 들
어 올리며 다리를 뻗어준다. 이때 밴드를
당기며 날개뼈가 단단히 조이도록 한다.

밴드 햄스트링 스트레칭

밴드를 이용한 햄스트링 스트레칭이다. 밴드를 잡고 몸을 펴는 동작으로, 날개뼈 주변의 근육을 강화시키며 굽어진 상체를 펴는 데 도움이 된다.

운동 횟수
좌우 10회 3세트
운동 부위
광배근, 햄스트링

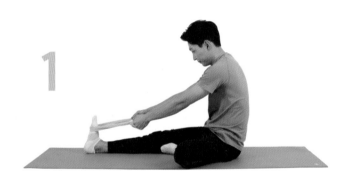

오른쪽 다리는 앞으로 뻗어 발바닥에 밴드를 걸고 준비한다. 왼쪽 다리는 접어 발바닥을 오른쪽 다리 허벅지에 붙인다.

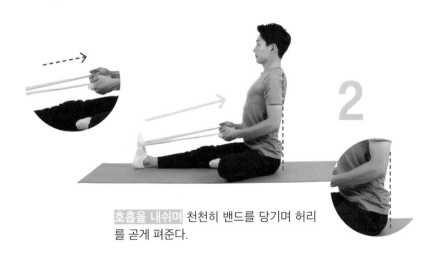

호흡을 내쉬며 천천히 밴드를 당기며 허리
를 곧게 펴준다.

폼롤러 겨드랑이 근막이완 스트레칭

옆구리 전체 근막을 마사지하여 굽은 상체를 펴는 스트레칭이다. 겨드랑이, 어깨 주변, 광배근 등을 스트레칭하면 노폐물 제거와 통증 완화에 좋다.

운동 횟수
좌우 10회 3세트

운동 부위
윗가슴, 광배근

POINT
폼롤러에 몸이 올라타 있는 느낌으로 동작을 한다.

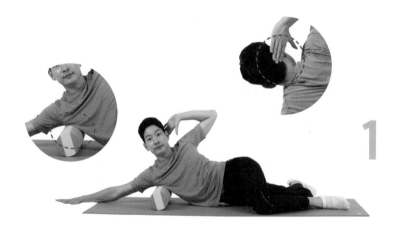

1

폼롤러를 겨드랑이 부분에서 지탱하고 팔을 쭉 편다. 반대쪽 손은 뒤통수에 댄다.

POINT
날개뼈는 계속 조여준 상태로 동
작을 한다.

2

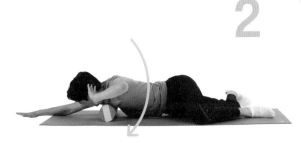

호흡을 내쉬며 날개뼈를 조여준 상태로
가슴이 바닥과 수평이 되도록 숙인다.

3

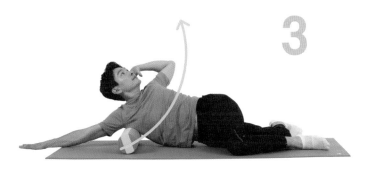

다시 호흡을 마시며 몸통을 들어 천장
의 먼 곳을 응시하며 가슴을 펴준다.

폼롤러 굽은 등 근막이완 스트레칭

폼롤러를 이용한 상체 스트레칭이다. 코어의 힘과 기립근의 힘을 키워 전체적으로 몸의 밸런스를 만들 수 있다. 상체 움직임에 도움이 되는 대표적인 근막이완 스트레칭이다.

운동 횟수
10회 3세트

운동 부위
가슴 광배근

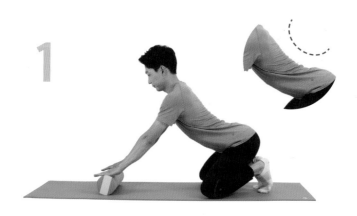

양손으로 폼롤러를 지탱한 상태로 허리는 C자를 만든다.

2

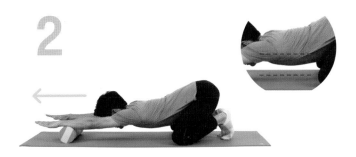

호흡을 내쉬며 천천히 폼롤러를 앞으로 밀어주며 가슴과 바닥이 수평이 되도록 만든다.

POINT
올라올 때 팔이 펴진 상태로 바닥을 누르는 힘으로 올라온다.

POINT
어깨가 올라가며 팔이 굽어진 상태로 올라오면 안 된다.

3

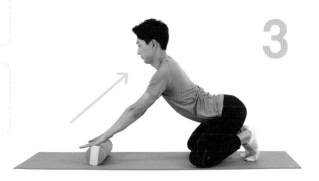

호흡을 마시며 올라올 때는 폼롤러를 눌러주며 천천히 가슴부터 올라온다.

폼롤러 엉덩이 근막이완 스트레칭

골반의 불균형을 잡아줄 수 있으며 엉덩이 근육을 운동할 경우 최대의 가동성을 만들어 준다. 또한 엉덩이 운동을 할 때 운동 효과를 최대로 만들어 준다.

운동 횟수
좌우 10회 3세트
운동 부위
대둔근

POINT
허리가 펴진 상태로 진행한다.

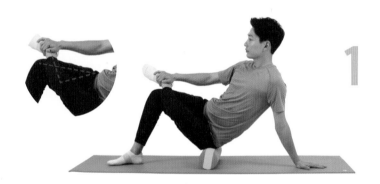

1

폼롤러에 엉덩이를 대고 올라간 상태로 한쪽 다리를 접어 4자 모양을 만들고 접은 다리의 발목을 반대쪽 다리 무릎 위에 올린다. 뒤쪽 바닥을 손으로 짚고 몸을 약간 틀어서 한쪽 엉덩이만 폼롤러에 닿도록 한다.

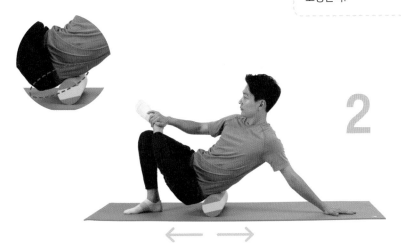

2

바닥을 지탱한 다리와 팔로 위, 아래 움직
임을 주어 엉덩이 근육이 전체적으로 눌리
도록 폼롤러 위에서 롤링한다.

폼롤러
바깥쪽 허벅지 근막이완 스트레칭

허벅지 바깥쪽은 걷고, 뛰는 동작을 할 때 가장 많은 스트레스를 받는 부위다. 특히 장경인대 쪽에 통증이 생길 경우 운동과 움직임에 제약을 받는다. 운동 전에 반드시 스트레칭한다.

운동 횟수
좌우 20회 3세트

운동 부위
장경인대

POINT
어깨에 힘을 주지 않고 진행하면
승모근에 무리가 간다.

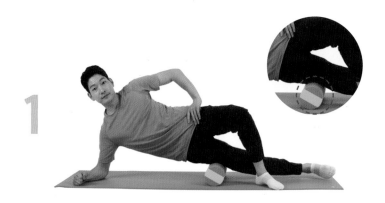

1

사이드 플랭크 자세를 만든 후 폼롤러
를 아래 허벅지의 바깥쪽에 댄다.

POINT
가슴과 골반은 정면을 바라본 상
태로 롤링한다.

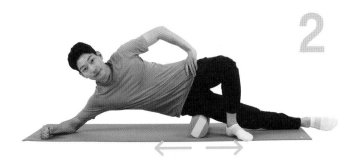

폼롤러 위에서 롤링한다. 이때 골반 아래와
무릎 위쪽 부분까지 천천히 위, 아래로 롤
링한다.

폼롤러
앞쪽 허벅지 근막이완 스트레칭

다이어트를 할 때 하체 근육은 매우 중요한 근육이다. 이 근육을 어떻게 단련하느냐에 따라 다이어트 성공 여부가 나눠지게 된다. 잊지 말고 반드시 스트레칭하자.

운동 횟수
10회 3세트

운동 부위
앞쪽 허벅지

POINT
가슴은 바닥을 눌러준 상태로 지탱한다.

POINT
다리가 너무 뜨지 않도록 발등을 바닥으로 지그시 눌러준다.

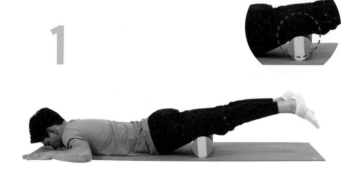

1

바닥에 엎드린 상태로 폼롤러를 앞쪽 허벅지에 댄다.

2

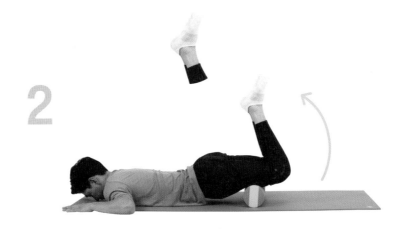

양쪽 다리는 모아준 상태로 천천히 구부려
발바닥이 위를 향하게 한다.

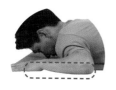

폼롤러
종아리 근막이완 스트레칭

혈액을 아래에서 위로 올려주는 데에 중요한 종아리 스트레칭으로, 혈액 순환이 원활하도록 만들며 노폐물 제거와 다이어트에 많은 도움이 된다.

운동 횟수
10회 3세트

운동 부위
종아리

POINT
정수리에서 누가 당기는 느낌을 가지며 허리는 편 상태를 유지한다.

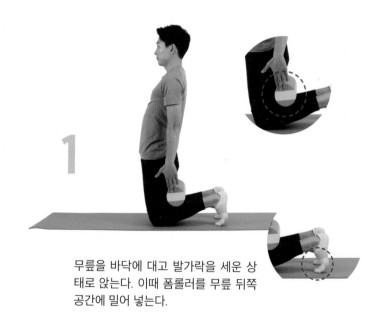

무릎을 바닥에 대고 발가락을 세운 상태로 앉는다. 이때 폼롤러를 무릎 뒤쪽 공간에 밀어 넣는다.

POINT
무릎 뒤쪽에서 폼롤러가 빠지면
폼롤러의 지름이 작은 것으로 교
체하여 진행한다.

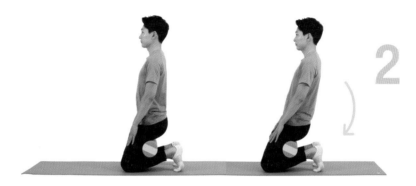

폼롤러가 있는 상태로 천천히 앉는
다. 이때 엉덩이는 바닥 쪽으로 꾹 눌
러준다.

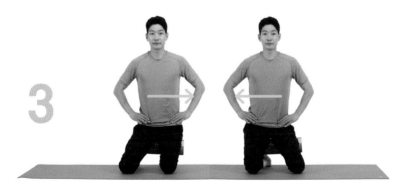

눌러 앉은 상태로 정지를 해도 되고,
좌, 우로 중심이동을 하며 근막이완
을 한다.

하루 15분이면 충분하다

2000칼로리 박살
에어로빅 기초 스텝

하루 15분을 투자해서 살이 빠진다면? 근력을 만들고 체력을 키울 수 있다면? 더 생각할 것도 없이 바로 시작해야 할 운동이다.

이번에 소개하는 운동은 다이어트 스트레칭의 핵심이라고 할 수 있는 기초 스텝으로, 본격적인 운동을 시작하기 전에 해주면 운동의 효과를 배로 올려준다.

기초 스텝은 에어로빅을 전문으로 하는 엘리트 선수들이 무대에서 움직임을 할 때 사용하는 스텝으로 총 7가지로 구성되어 있다. 이 스텝만으로도 다이어트 효과를 톡톡히 볼 수 있다. 그만큼 다이어트의 핵심이라고 할 수 있다.

특히 기존에 알고 있던 에어로빅이 아닌 엘리트 스포츠에서 진행되는 스텝이다 보니 생각보다 많은 힘이 든다. 하지만 이 스텝을 꾸준히 하다보면 신체 정렬을 유지하고, 전체적인 균형 감각과 상·하체의 균형을 맞추고 체형을 바로 잡는 효과가 있다.

7가지 기초 스텝은 각 동작별로 동작을 숙지한 상태로 빠른 음악 또는 영상의 박자에 맞춰 한다. 유산소 운동과 근력 운동을 동시에 해결할 수 있는 고강도 트레이닝이다.

조금 힘들더라도 꾸준히 하다보면, 분명 여러분이 원하는 결과를 만들 수 있을 것이다.

기본 자세

① 손끝에 힘을 주어 손가락이 바닥을 누른다는 생각으로 힘을 주어 편다.

② 어깨는 내리고 코어(하부 광배근)에 최대한 힘을 준다. 이 때 겨드랑이에 주먹 하나가 들어갈 정도로 간격을 만든다.

③ 코어에 힘을 주어 골반을 중립으로 만든다.

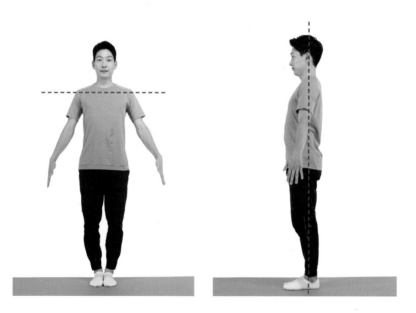

앞모습   옆모습

주의사항과 포인트

① 7가지 스텝을 진행하면서 유지되어야 하는 자세를 생각하
고 진행한다.

② 박자를 맞추며 리듬을 만들어 진행한다.

③ 전신에 힘을 준 상태로 가능한 부분까지 진행한다.

④ 몸을 가볍게 통통 튀긴다는 느낌으로 진행한다.

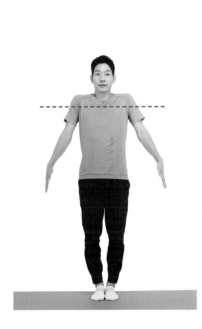

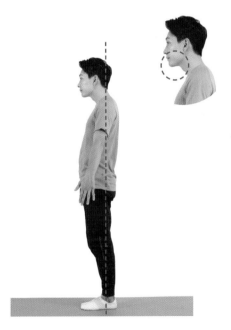

어깨가 위로 올라간 상태 (×)   턱이 앞으로 밀린 상태 (×)

니업

제자리에서 점핑하면서 무릎을 가슴까지 들어 올리는 동작이
다. 점핑을 할 때는 발앞꿈치로 가볍게 뛰며, 올린 다리가 떨어
지지 않도록 주의한다.

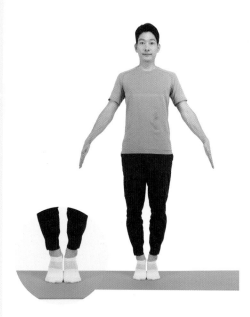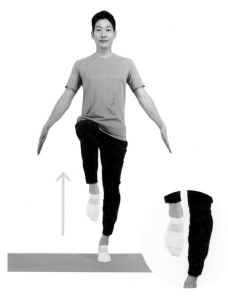

① 기본 자세에서 양발을 모으고 발뒤꿈치를 든 상태로 정면을 보고
선다.
② 한쪽 다리의 무릎을 배꼽 부분까지 들어 올린다. 다리를 들어 올릴
때는 바닥을 미는 힘으로 올리며 발끝은 포인을 만든다.

런지

　제자리에서 점프하면서 착지할 때 다리를 교차하여 런지 자세를 만드는 동작이다. 자신의 몸에 탄성이 있다는 생각으로 상체가 흔들리지 않도록 가볍게 뛴다.

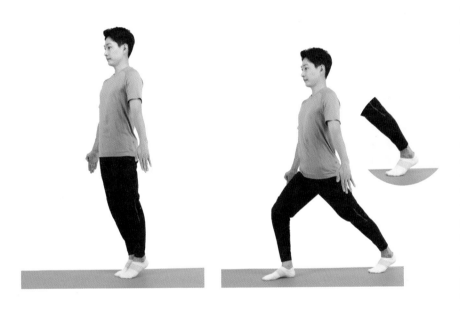

① 정수리에서 누가 당긴다는 느낌으로 몸을 점프한다.
② 런지 자세로 착지하며 앞발은 발바닥이 모두 닿게 하고, 뒷발은 발뒤꿈치를 들어 올린다. 다시 점프하며 기본 자세로 갔다가 다리를 바꾸어서 런지 자세로 착지한다.

러닝

제자리 몸을 털듯 가볍게 뛰는 동작으로 천천히 뛴다. 이때 발뒤꿈치가 엉덩이와 터치할 수 있도록 뛴다. 최대한 가볍게 뛴다.

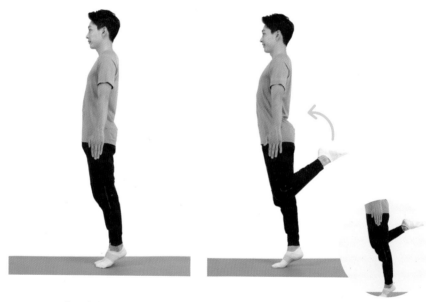

❶ 기본 자세에서 제자리 달리기를 하듯 가볍게 뛴다.
❷ 최대한 다리를 올리며 가볍게 뛴다. 이때 발뒤꿈치는 엉덩이를 터치한다.

더블

러닝과 비슷해 보이는 동작이지만, 제자리에서 뛰며 한쪽 발을 들고 두 번 뛴 후 다시 발을 바꿔서 같은 방법으로 두 박자 뛴다. 스키를 타듯 부드럽게 연결한다.

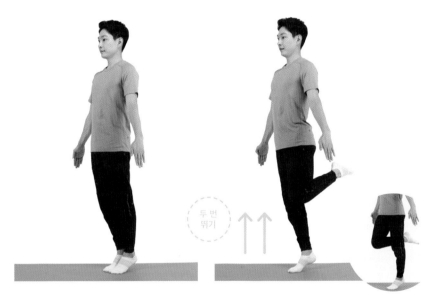

① 기본 자세에서 가볍게 뛴다.
② 한쪽 발은 들고 다른 발로 제자리에서 두 번 뛴다.
③ 반대쪽도 동일한 방법으로 번갈아 가면서 뛴다. 위쪽에서 당겨지는 느낌으로 가볍게 뛴다.

스킵

러닝에서 허벅지에 힘을 주어 발을 앞으로 찬다. 이때 발끝
은 쭉 뻗어 포인을 만든다. 가볍게 뛰며 힘 있게 동작을 이어나
간다.

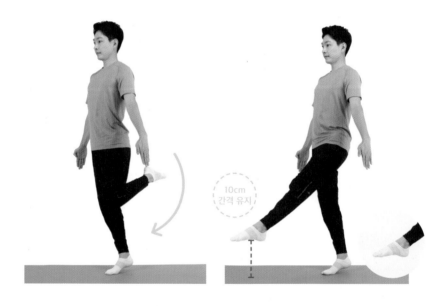

10cm
간격 유지

① 러닝 자세에서 허벅지에 힘을 준 상태로 발을 앞으로 찬다.
② 발끝은 포인을 유지하며 발바닥과 지면은 10cm 정도 띄운 상태를
유지한다.

점핑잭

제자리에서 점핑하고 착지할 때 와이드 스쿼트 자세로 내려오
는 동작이다. 이때 안쪽 허벅지와 엉덩이에 힘을 주고 발바닥 전
체로 착지한다.

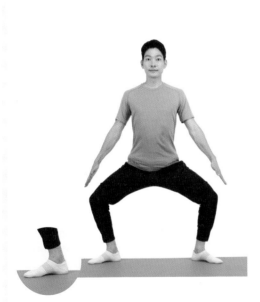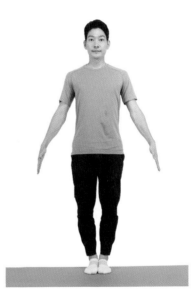

➊ 기본 자세에서 다리를 모아 점프를 한다. 착지할 때는 발끝이 바깥
  을 향하도록 하며 발바닥 전체로 내려온다. 이때 위에서 봤을 때 발
  의 모양이 Y자가 되도록 한다.
➋ 다시 점프하여 발을 모으고 발뒤꿈치를 바닥에 댄 상태로 착지한다.

백킥

제자리에 점핑하며 다리를 뒤로 뻗는 동작이다. 이때 엉덩이에 힘을 주며 뻗어야 운동 효과를 얻을 수 있다. 동작은 부드럽게 연결이 되도록 한다.

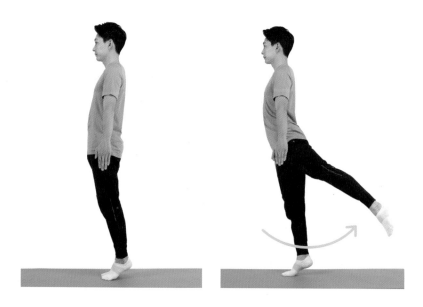

❶ 기본 자세에서 제자리 점프를 하면서 한쪽 다리를 뒤로 뻗는다.
❷ 다리를 뒤로 뺄 때는 사선으로 뻗으며 엉덩이(둔근)에 최대한 힘이 들어가도록 만든다.

누구나 쉽게 따라 하는
에어로빅 7가지 스텝

층간소음 걱정 없이, 관절에 부담 없이 하루 15분이면 충분한
에어로빅 기초 스텝을 지금 시작해보세요.

운동 부위 | 코어, 하체   운동 횟수 | 10회 3세트

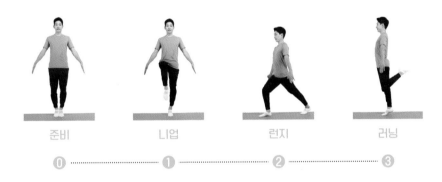

준비	니업	런지	러닝
⓪	①	②	③

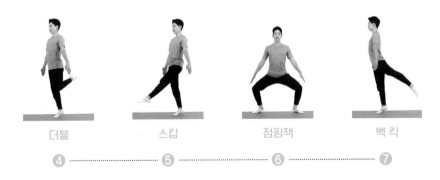

더블	스킵	점핑잭	백 킥
④	⑤	⑥	⑦

	SUN	MON	TUE	WED	THU	FRI	SAT
1set							
2set							
3set							

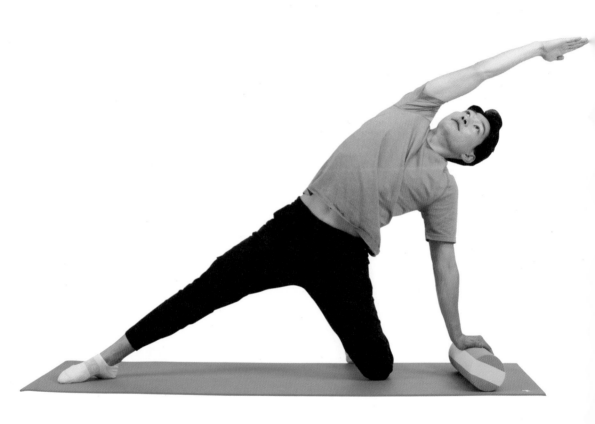

**PART
03**

날씬하고 탄탄한
라인을 만드는

다이어트
상체 스트레칭

엎드려 만세 스트레칭

등의 근육 사용을 원활하게 할 수 있도록 도와주는 스트레칭이
다. 등 스트레칭을 할 때 승모근에 힘이 들어가지 않아야 부담
을 최대한 막을 수 있다.

운동 횟수
20회 3세트

운동 부위
등

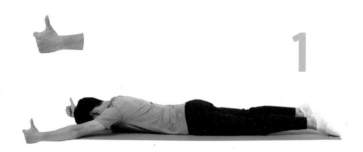

엎드린 상태로 이마를 바닥에 댄다. 엄
지손가락은 세워서 하늘을 바라보도록
만든다.

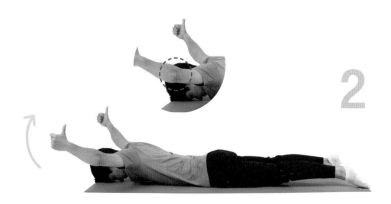

2

호흡을 마시며 천천히 엄지손가락을
위로 들어준다.

인사 스트레칭

가슴 근육의 긴장을 풀며, 어깨 라인과 쇄골 라인을 바르게 만들어 준다. 굽은 등을 펴주는 날개뼈의 힘을 키워줄 수 있고, 어깨의 가동성을 늘리는 데 도움을 준다.

운동 횟수
20회 3세트

운동 부위
어깨

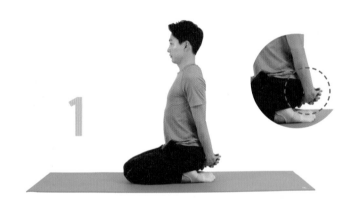

무릎을 꿇고 정면을 바라보고 앉는다.
양손은 등 뒤에서 깍지를 낀다.

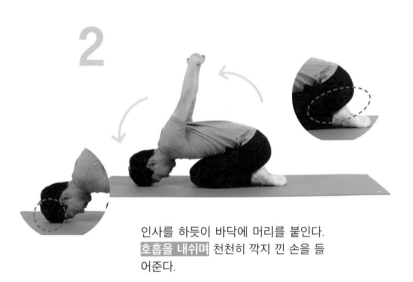

인사를 하듯이 바닥에 머리를 붙인다.
호흡을 내쉬며 천천히 깍지 낀 손을 들
어준다.

사이드 만세 스트레칭

허리를 안정화 시키는 근육을 순차적으로 풀어내며 상체의 균형을 맞춰준다. 또한 옆구리의 유연성을 높이고 혈액 순환이 잘 되도록 도와준다.

운동 횟수
좌우 10회 3세트

운동 부위
옆구리

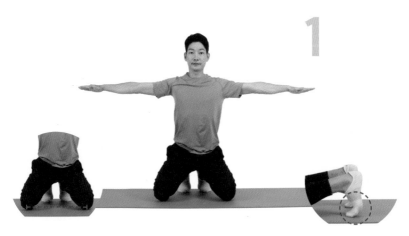

양팔을 옆으로 뻗고, 무릎은 꿇고 발가락은 세워 앉는다. 이때 엉덩이가 좌골과 발뒤꿈치가 닿도록 한다.

POINT
위쪽의 뻗은 팔은 구부려지면 안
된다. 손가락을 반대편으로 힘 있
게 밀어주며 뻗는다.

POINT
골반은 계속 정면을 보면서 진행
한다.

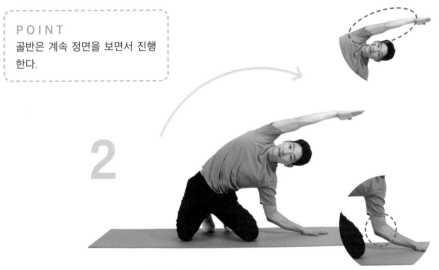

호흡을 내쉬며 팔을 반대로 넘기며 뻗
어준다. 이때 아래쪽 팔은 구부려 바닥
을 누른다.

날개뼈 조여주기 스트레칭

굽은 어깨와 굽은 등의 상체를 펴는 힘을 길러주는 스트레칭이
다. 날개뼈를 모아주는 동작을 꾸준히 하여 굽은 어깨 라인을
펴며 예쁜 어깨선을 만들 수 있다.

운동 횟수
좌우 20회

운동 부위
등, 후면 삼각근

POINT
팔이 너무 높아지면 승모근에 힘
이 들어가 부담이 생긴다.

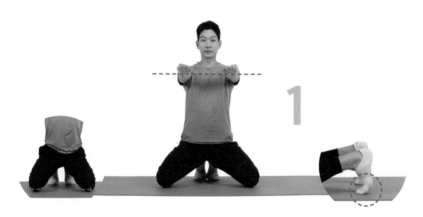

양팔은 앞으로 나란히 들어주고, 무릎
을 꿇고 발가락은 세워 앉는다.

2

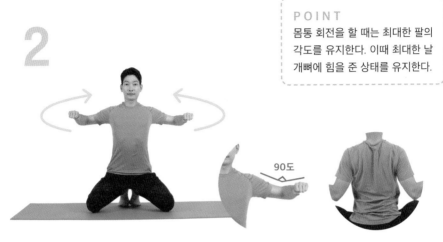

POINT
몸통 회전을 할 때는 최대한 팔의
각도를 유지한다. 이때 최대한 날
개뼈에 힘을 준 상태를 유지한다.

90도

살짝 주먹을 쥐며 날개뼈에 힘을 주어
등 뒤 날개뼈를 조인다. 이때 팔의 각도
는 90도를 유지할 수 있도록 신경쓴다.

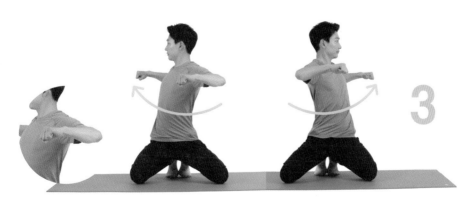

3

팔의 각도는 유지하며 호흡을 마시며
몸통을 회전한다.

머리 잡아 몸통 돌리기 스트레칭

몸통의 중심을 잡아주며 굽어진 상체를 펴는 스트레칭이다. 바닥을 밀며 날개뼈에 힘을 주는 스트레칭으로 굽은 어깨와 굽은 등을 펴고 예쁜 라인을 만든다.

운동 횟수
좌우 20회 3세트

운동 부위
등

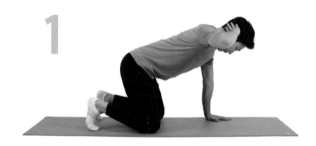

양팔과 무릎 사이의 간격은 각각 어깨너비만큼 벌리고 한쪽 팔로 머리 뒤쪽을 감싼다.

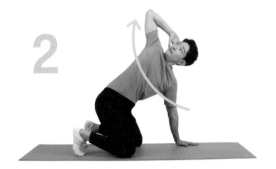

2

POINT
바닥을 밀어주지 않으면 승모근
에 힘이 들어가 부담이 생긴다.

한쪽 팔은 머리 뒤쪽을 감싸준 상태로
바닥과 가슴은 수평을 만든다. 호흡을
내쉬며 가슴을 활짝 열어준다. 이때 바
닥을 지탱하고 있는 아래쪽 손에 힘을
주어 바닥을 밀어낸다.

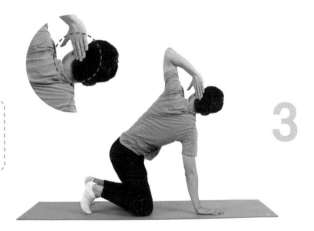

POINT
머리를 잡고 있는 손이 힘들면 손
가락으로 뒤통수를 터치한다.

3

호흡을 마시며 1의 자세로 돌아온다.
반대쪽도 같은 방법으로 진행한다.

한 팔 버텨 플랭크

상·하체 동시에 자극을 주어 힘을 길러주는 스트레칭이다. 이 스트레칭은 코어의 힘이 반드시 필요하기 때문에 몸통의 밸런스를 맞추는 데 좋다.

운동 횟수
좌우 10회 3세트

운동 부위
몸통

POINT
코어에 힘을 준 상태로 동작을 진행한다.

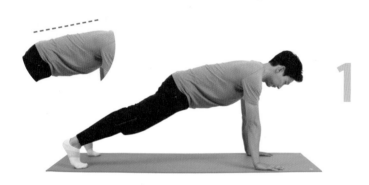

1

팔굽혀펴기 자세로 준비한다.

POINT
팔굽혀펴기 자세에서는 허리가 C자로 꺾이면 안 된다.

2

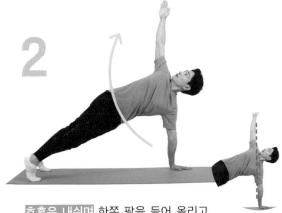

POINT
위로 들어 올리는 팔은 각도가 휘지 않도록 조심한다.

호흡은 내쉬며 한쪽 팔을 들어 올리고 바닥을 지탱한 손과 올린 손은 수직을 만든다.

3

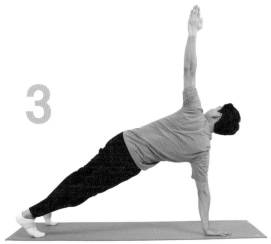

반대쪽도 같은 방법으로 진행한다.

073

무릎 구부려 다운독 자세

상체의 펴짐과 하체의 유연성을 동시에 키워주는 스트레칭이다. 대표적인 요가 자세인 다운독(엎드린 개) 자세와 비슷하며 허리와 어깨 통증을 완화하고 다리 부종에 효과적이다.

운동 횟수
15회 3세트

운동 부위
상체, 햄스트링

1

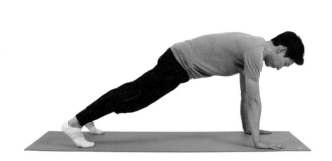

팔굽혀펴기 자세로 준비한다. 이때 양발 사이는 어깨너비만큼 벌린다.

POINT
동작을 할 때 유연성이 부족하면
다리를 구부린 상태로 진행한다.

POINT
햄스트링 유연성이 늘어나도록
꼬리뼈는 하늘을 보도록 만들
어준다.

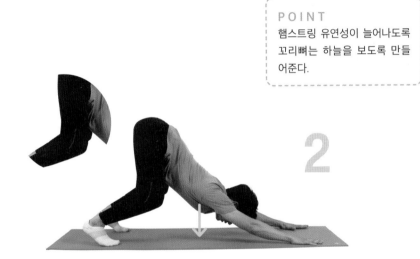

2

바닥을 지탱하고 있는 손으로 바닥을
밀며 호흡을 내쉬며 가슴을 바닥으로
눌러준다. 엉덩이는 하늘을 바라보도
록 유지한다.

팔과 다리 홀딩 스트레칭

몸의 뒤쪽 부분인 등을 바르게 펴는 스트레칭이다. 등에 전체적
인 힘을 주어 기립근, 엉덩이의 사용을 높이고 날개뼈에 힘을
주어 예쁜 어깨와 등 라인을 만든다.

운동 횟수
30회 3세트

운동 부위
등

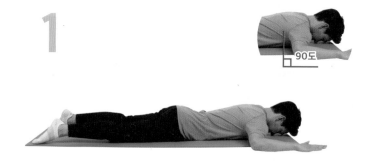

90도

엎드린 상태에서 팔은 90도를 접어 바
닥에 둔다.

2

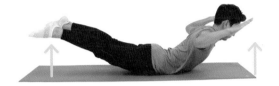

POINT
들어 올릴 때 날개뼈에 최대한의
힘을 준다.

POINT
과도하게 몸을 들어 올리면 허리
에 무리가 되기에 가능한 범위까
지만 진행한다.

호흡을 마시며 양손과 양발을 힘껏 든다.

3

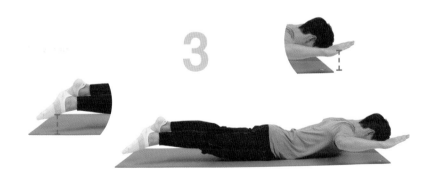

호흡을 내쉬며 준비 자세로 돌아온다.
이때 양손과 양발은 바닥에 닿지 않도
록 신경 쓰고 **호흡을 마시며** 다시 양손
과 양발을 힘껏 든다.

이두 푸쉬업

팔굽혀펴기를 잘 못하는 사람들이 시작하기에 좋은 스트레칭이다. 이 스트레칭을 꾸준히 하면 안쪽 팔의 살을 뺄 수 있다. 또한 어깨와 가슴에 자극을 주어 탄탄한 근육을 만들 수 있다.

운동 횟수
10회 3세트

운동 부위
이두근, 가슴

POINT
모든 동작을 할 때 허리가 과도하게 꺾이지 않도록 주의한다.

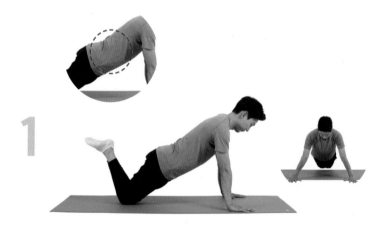

1

팔은 어깨의 두 배만큼 벌리고 무릎은 모은 후 바닥에 대고 두 발은 든다. 이 때 허리가 꺾이지 않도록 코어에 힘을 준 상태로 준비한다.

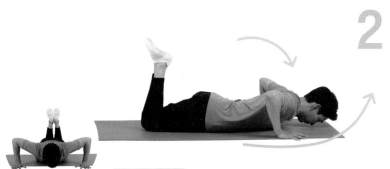

2

호흡을 마시며 천천히 바닥까지 내려
가슴을 바닥에 터치한다. 이때 팔꿈치
는 바깥을 향한다. 호흡을 내쉬며 웨이
브를 만들면서 상체 → 복부 순으로 천
천히 올라온다.

삼두 푸쉬업

팔의 뒤쪽 살을 빼주는 스트레칭이다. 팔굽혀펴기를 못하는 사람도 무리 없이 따라 할 수 있으며, 팔 라인의 정리와 함께 팔의 힘도 기를 수 있다.

운동 횟수
10회 3세트

운동 부위
삼두근, 가슴

POINT
올라올 때 허리가 과도하게 꺾이면 허리에 부담이 생긴다.

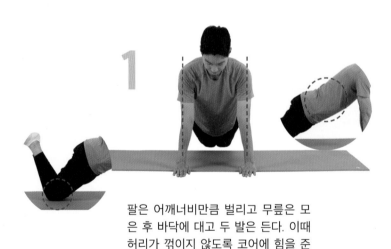

1

팔은 어깨너비만큼 벌리고 무릎은 모은 후 바닥에 대고 두 발은 든다. 이때 허리가 꺾이지 않도록 코어에 힘을 준 상태로 준비한다.

POINT
내려갈 때는 최대한 저항을 받으
며 천천히 내려간다.

POINT
팔꿈치의 위치에 신경 쓰며 내려
간다.

2

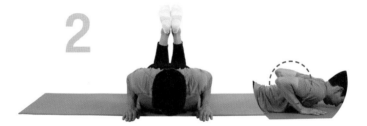

호흡을 마시며 천천히 바닥까지 내려
가슴을 바닥에 터치한다. 이때 팔꿈치
가 몸에서 떨어지지 않도록 신경 쓴다.
호흡을 내쉬며 웨이브를 만들면서 상
체 → 복부 순으로 천천히 올라온다.

폼롤러 척추 마디마디 스트레칭

폼롤러를 이용한 롤링으로 척추 하나하나를 풀어주는 스트레칭이다. 이 스트레칭은 척추 측만에 도움이 되며, 동시에 엉덩이의 힘까지 키울 수 있다.

운동 횟수
20회 3세트

운동 부위
복부, 둔근

POINT
처음 자세부터 끝날 때까지 폼롤러를 바닥으로 최대한 눌러준다.

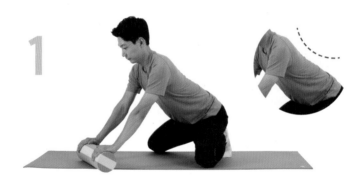

폼롤러를 잡고 허리는 C자 모양으로 만든다.

2

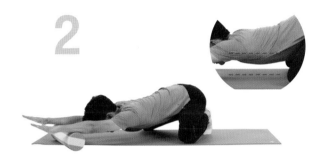

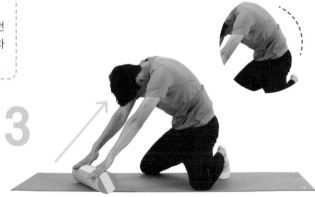

호흡을 내쉬며 폼롤러를 밀어 가슴과
바닥이 수평이 되도록 만든다.

POINT
올라올 때는 엉덩이(둔근)에 먼
저 힘이 들어간 후 천천히 올라
온다.

3

호흡을 마시며 엉덩이(둔근)에 힘을 주
면서 복부를 말아주며 천천히 올라온다.

폼롤러 사이드 슬라이딩 스트레칭

폼롤러를 이용하여 가슴 근육을 이완시키며 가슴 근육을 풀어
준다. 또한 어깨 근육을 사용하여 어깨 근육과 팔 안쪽의 살을
빼 라인을 만든다.

운동 횟수
좌우 10회 3세트

운동 부위
가슴, 어깨,
이두근

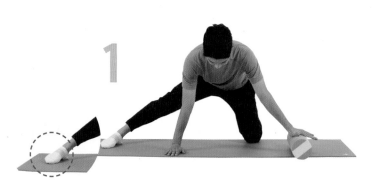

폼롤러에 한 손을 올려놓고 같은 쪽
다리는 구부린다. 반대쪽 손은 바닥을
짚고 다리는 옆으로 뻗는다.

POINT
내려갈 때 어깨는 구부린 무릎 앞쪽으로 내려오도록 만든다.

2

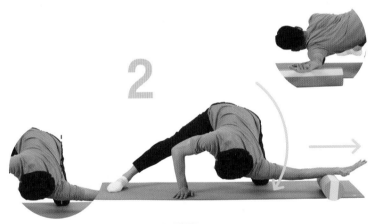

호흡을 내쉬며 천천히 폼롤러를 밀어서 어깨가 바닥에 닿도록 내려간다. 다시 돌아와서 반대쪽도 같은 방법으로 진행한다.

085

폼롤러 사이드 밴딩 스트레칭

몸 전체를 늘여주어 몸을 이완시키며, 몸의 움직임을 자유롭게 쓰이도록 도와준다. 옆구리부터 엉덩이의 힘을 키워주며 옆구리 라인을 만든다.

운동 횟수
좌우 20회 3세트

운동 부위
옆구리, 둔근

POINT
폼롤러를 잡고 있는 손은 어깨 아래에 위치한다.

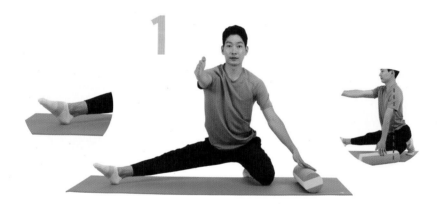

폼롤러를 잡은 손과 같은 쪽의 무릎은 구부리고 반대쪽 손은 앞으로 뻗고 다리는 옆으로 뻗어 준비한다.

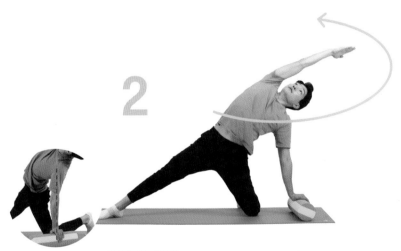

POINT
허리를 과도하게 꺾으면 허리 통증이 발생하므로 엉덩이에 힘을 많이 준다.

2

호흡을 내쉬며 폼롤러를 밀며 앞으로 뻗은 손으로 반원을 그려주며 올라간다. 다시 돌아와서 반대쪽도 같은 방법으로 진행한다.

시티드 사이드 밴딩 스트레칭

어깨의 회전을 도와주는 스트레칭이다. 이 스트레칭은 굽은 어깨와 등을 펴며 라인을 만든다. 또한 팔의 회전을 통해 팔의 살을 빼고 라인도 만든다.

운동 횟수
20회 3세트

운동 부위
어깨

POINT
힘을 빼고 진행할 때 자극을 못 느끼니 최대한 날개뼈에 힘을 준다.

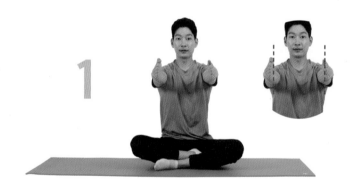

1

편안하게 앉은 상태로 손바닥은 마주 보고 새끼손가락이 바닥을 보도록 손을 앞으로 뻗는다.

2

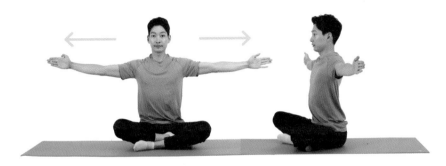

호흡을 마시며 손을 옆으로 벌린다.

3

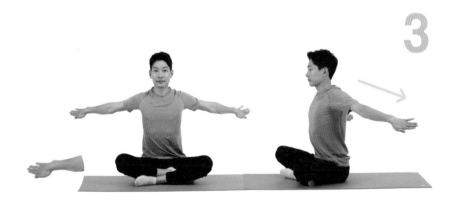

손등이 정면을 향하도록 방향을 바꿔
주고 양손을 뒤쪽으로 뻗어주며 날개
뼈를 조인다. 호흡을 내쉬며 천천히 준
비 자세로 돌아온다.

만세 홀딩 스트레칭

등 스트레칭을 하다보면 승모근에 과도한 힘이 들어가면서 승모근이 발달하여 오히려 스트레스를 받기도 한다. 코어에 힘을 주어 승모근에 힘이 들어가지 않도록 주의한다.

운동 횟수
20회 3세트

운동 부위
하부 광배근

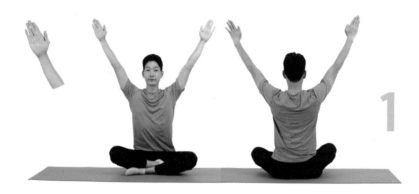

손바닥이 정면을 향하도록 양손을 위로 뻗는다.

2

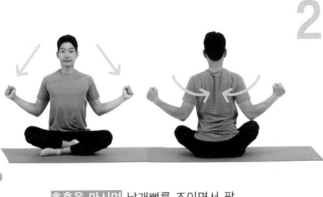

호흡을 마시며 날개뼈를 조이면서 팔
꿈치를 접어 옆구리에 붙인다는 생각
으로 내려온다. **호흡을 내쉬며** 천천히
준비 자세로 돌아간다.

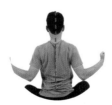

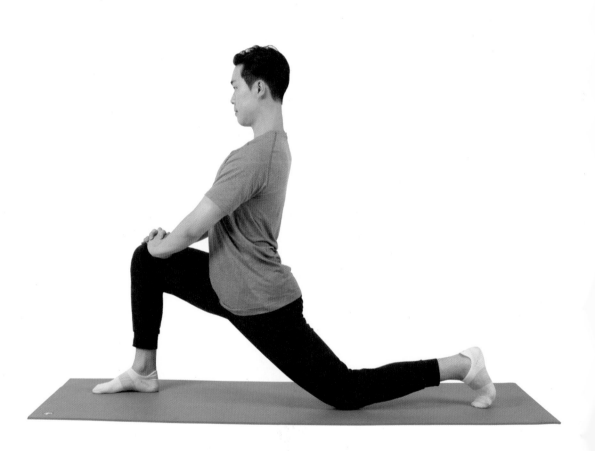

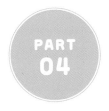

완벽하고 매끈한
탄력을 만드는

다이어트
하체 스트레칭

스탠드 스쿼트

하체를 단련시키는 가장 완벽한 방법은 스쿼트다. 스쿼트를 할 때 올바른 자세로 차근히 진행을 해야만 몸에 무리가 가지 않는다.

운동 횟수
10회 3세트

운동 부위
대퇴사두근,
햄스트링

POINT
허리가 굽거나 과하게 펴지지 않
도록 허리는 일직선을 유지한다.

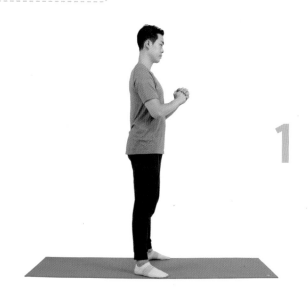

1

호흡을 마시며 다리를 어깨너비만큼 벌려주고 두 손은 가슴 높이에서 맞잡는다.

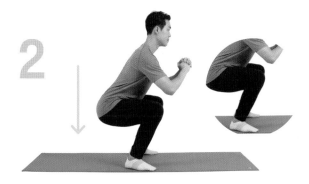

2

무릎을 구부리면서 내려간 상태로 정지한다. 이때 무릎이 발가락보다 나가지 않도록 신경 쓴다.

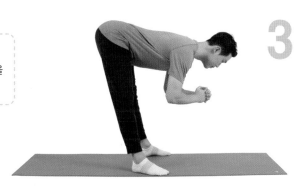

3

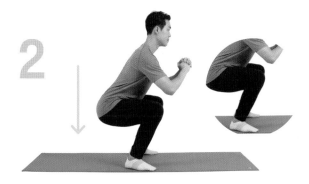

POINT
허리가 펴 있는 상태에서 무릎을 펴낼 수 있는 범위까지만 편다.

허리는 일직선으로 세운 상태에서 무릎을 펴낼 수 있는 만큼 펴준다. 호흡을 내쉬며 다시 엉덩이를 내려 2의 스쿼트 자세를 한 다음 일어난다.

런지 프론트 킥

런지는 대표적인 다리 운동으로, 허벅지의 대퇴사두근과 엉덩이의 근력을 증가시킨다. 또한 런지 자세에서 발차기를 함께 진행하면 유산소 운동의 효과까지 나타난다.

운동 횟수
좌우 10회 3세트

운동 부위
대퇴사두근,
햄스트링

POINT
런지 자세에서 보폭이 너무 좁지
않도록 한다.

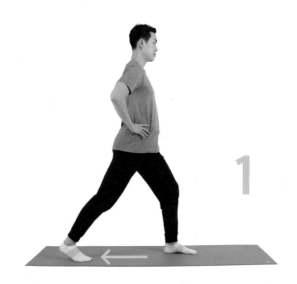

호흡을 마시며 한쪽 다리를 뒤로 빼면
서 런지 자세를 만든다.

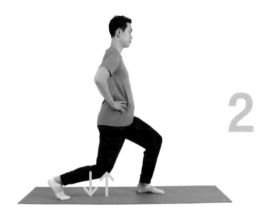

2

POINT
런지 자세를 만들 때 상체가 숙여
지지 않도록 한다.

뒤로 빼낸 다리의 무릎을 접었다가 일
어나는 반동으로 무릎을 펴면서 다리
를 차올린다.

POINT
무릎이 구부려지기 전까지만 다
리를 차올린다.

3

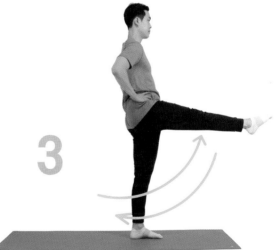

호흡을 내쉬며 다시 1의 런지 자세로
되돌아 온 후 반대쪽도 같은 방법으로
진행한다.

런지 사이드 킥

사이드 런지를 통해 허벅지 근육을 발달시킬 뿐만 아니라 엉덩이의 강한 힘까지 기를 수 있다. 사이드 발차기를 할 때 중심을 잘 잡아 넘어지지 않도록 한다.

운동 횟수
좌우 10회 3세트

운동 부위
내전근, 둔근

> **POINT**
> 다리를 안쪽으로 과하게 넣지 않는다.

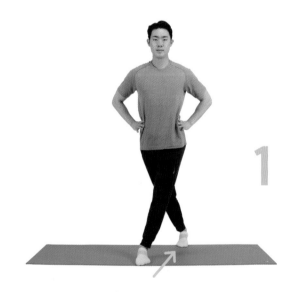

호흡을 마시며 한쪽 다리를 안쪽 사선 뒤로 빼면서 런지 자세를 만든다.

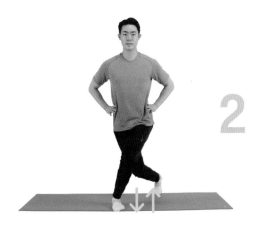

뒤로 빼낸 다리의 무릎을 접었다가 일
어나는 반동으로 옆으로 다리를 차올
린다.

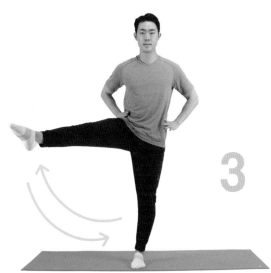

P O I N T
무릎을 구부리면서 다리를 차올
리지 않는다.

P O I N T
차올리는 다리의 골반이 들리지
않도록 한다.

호흡을 내쉬며 다시 런지 자세로 되돌
아 온 후 반대쪽도 같은 방법으로 진행
한다.

밸런스 T 자세

신체의 균형 감각을 키워주며 엉덩이의 힘을 기를 수 있다. 처음에는 중심을 잡기가 힘들 수 있겠지만 꾸준히 하면서 균형 감각을 익히는 것이 중요하다.

운동 횟수
좌우 10회 3세트

운동 부위
둔근, 햄스트링

POINT
상체와 하체가 동시에 움직일 수 있도록 한다.

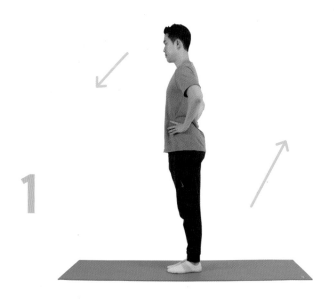

1

상체를 숙이면서 동시에 호흡을 마시며 한 쪽 다리를 뒤로 들어 올린다.

POINT
올리는 다리의 골반이 옆으로 열리
지 않도록 신경 쓴다.

2

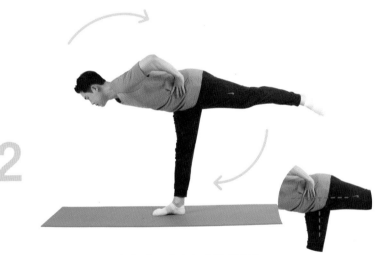

T자 모양이 만들어지면 잠깐 멈춘다.
호흡을 내쉬며 다리를 내리면서 상체
도 동시에 들어준다.

누워서 프론트 킥

등을 바닥에 대고 누워서 몸의 정렬을 잘 유지한다. 몸의 정렬
이 유지된 상태에서 다리를 높이 차올릴 수 있다. 허리와 엉덩
이가 뜨지 않도록 하는 것이 중요하다.

운동 횟수
좌우 20회 3세트

운동 부위
복직근, 대퇴사두근

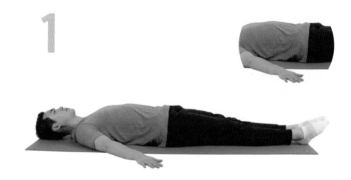

뒤로 누운 상태로 양손을 벌려서 바닥
을 짚어준다.

2

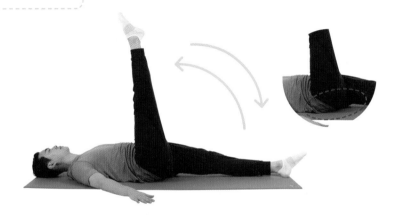

한쪽 다리를 찰 수 있는 만큼 호흡을
내쉬며 반동으로 차올린다. 바닥에 닿
기 직전까지 다리를 내렸다가 계속 차
올린다. 반대쪽도 같은 방법으로 진행
한다.

사이드 스쿼트

골반의 정렬을 잡아주며 힘을 기를 수 있는 근력 스트레칭이다.
왼쪽과 오른쪽의 밸런스를 잘 맞추면서 운동해야 제대로 된 효
과를 느낄 수 있다.

운동 횟수
좌우 10회 3세트

운동 부위
내전근,
대퇴사두근

POINT
내전근과 고관절의 가동 범위가
허락하는 만큼 다리를 벌린다.

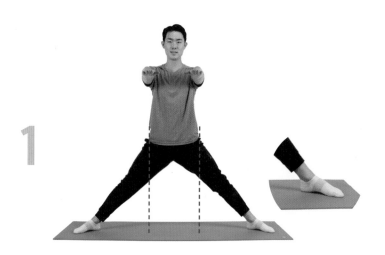

1

호흡을 마시며 다리를 어깨너비의 두
배만큼 벌린다.

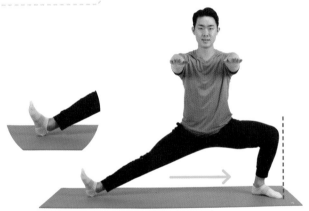

왼쪽으로 무릎을 접으면서 무릎과 발
뒤꿈치가 일직선이 될 때까지만 호흡
을 내쉬며 옆으로 밀어준다. 이때 무릎
이 발뒤꿈치보다 더 나간다면 다리를
더 넓게 벌린다. 반대쪽으로 같은 방법
으로 진행한다.

와이드 스쿼트

사이드 스쿼트를 하는 동시에 손을 위로 뻗기 때문에 등이 굽은 사람에게는 등에 강한 힘이 들어가면서 등을 펼 수 있다. 굽은 등을 개선하기에 좋은 자세다.

운동 횟수
10회 3세트

운동 부위
승모근, 내전근

POINT
발끝의 방향과 무릎의 방향이 일치되도록 다리를 접어준다.

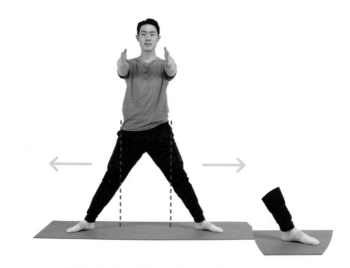

1

다리를 어깨너비의 두 배만큼 벌리고 호흡을 마시며 양손은 앞으로 뻗어준다. 이때 발끝은 바깥 방향으로 향하게 벌리는데, 발끝이 바라보는 방향에 맞춰서 무릎이 구부러지면서 내려간다.

POINT
상체가 굽거나 팔이 밑으로 내려오
지 않도록 꼿꼿하게 세워준다.

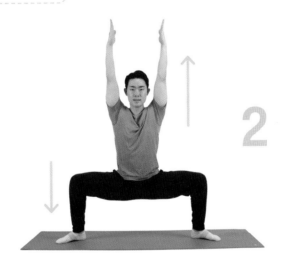

호흡을 내쉬며 내려가면서 동시에 손
을 머리 위로 쭉 뻗어준다. 내려갈 수
있는 최대한 내려간 후 다시 제자리로
올라온다.

슬로우 버핏

상·하체에 고루 운동이 된다. 상체의 전반적인 힘을 키워주며 다리를 들어 올리면서 엉덩이의 강한 수축을 주어 애플힙까지 만들 수 있다.

운동 횟수
8회 4세트

운동 부위
어깨, 둔근

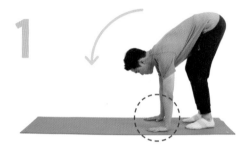

1

매트 끝에 서서 상체를 숙이면서 바닥을 짚는다.

POINT
엉덩이가 뒤로 빠지거나 상체가 숙여지지 않도록 한다.

POINT
엉덩이가 내려가거나 허리가 꺾이지 않도록 몸을 일직선으로 만든다.

2

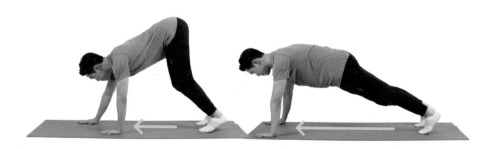

앞으로 걸어가서 팔굽혀펴기 자세를 만든다.

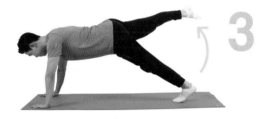

P O I N T
다리를 들어 올리면서 몸이 옆으로 기울어지지 않도록 엉덩이에 힘을 꽉 준다.

3

오른쪽 다리를 몸통과 수평이 될 때까지 들어 올린 후 멈춘다. 반대쪽도 같은 방법으로 진행한다.

P O I N T
어지러움이 생기지 않도록 등을 말면서 천천히 올라온다.

4

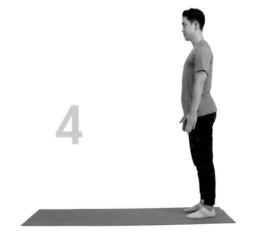

뒤로 걸어가서 등을 말아주면서 올라온다.

매트 백 킥

다리를 차올리면 허리가 꺾일 수 있다. 허리가 무리하게 꺾이지 않기 위해서는 지속적으로 코어에 힘을 주고 엉덩이의 강한 수축을 만드는 이 스트레칭을 꾸준히 하자.

운동 횟수
좌우 15회 3세트

운동 부위
복직근, 척주기립근, 둔근

POINT
차올리는 다리의 방향이 옆으로 넘어가지 않도록 일직선으로 다리를 들어 올린다.

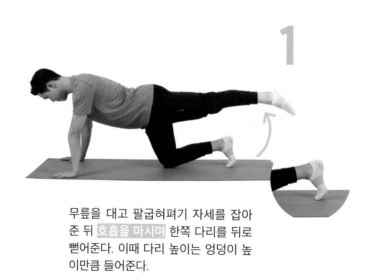

무릎을 대고 팔굽혀펴기 자세를 잡아준 뒤 호흡을 마시며 한쪽 다리를 뒤로 뻗어준다. 이때 다리 높이는 엉덩이 높이만큼 들어준다.

2

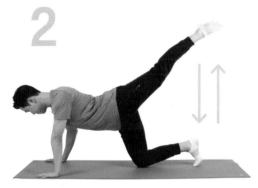

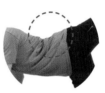

허리를 펴내면서 **호흡을 내쉬며** 다리
를 위로 차올린다. 다시 복부를 말아주
면서 무릎을 원래 위치로 가져온다.

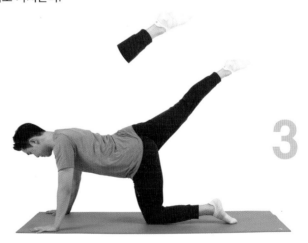

3

반대쪽도 같은 방법으로 진행한다.

푸쉬 런지

런지를 응용한 고강도 운동이다. 뒷다리의 무릎을 굽혔다가 펴면서 허벅지의 강한 힘을 길러줄 뿐만 아니라 장요근의 유연성이 많이 좋아질 수 있는 동작이다.

운동 횟수
좌우 10회 3세트

운동 부위
장요근,
대퇴사두근

POINT
앞쪽 다리의 무릎과 발뒤꿈치를 바닥과 수직으로 맞춘다.

1

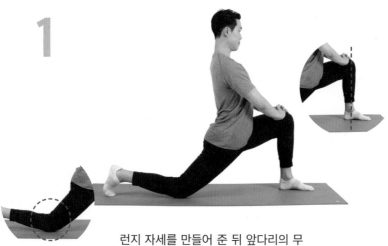

런지 자세를 만들어 준 뒤 앞다리의 무릎과 발뒤꿈치를 수직으로 맞추고 호흡을 마시며 골반을 최대한 밑으로 누르면서 장요근을 이완시킨다.

POINT
무릎을 펴면서 골반이 뜨거나 허리
가 숙여지지 않도록 한다.

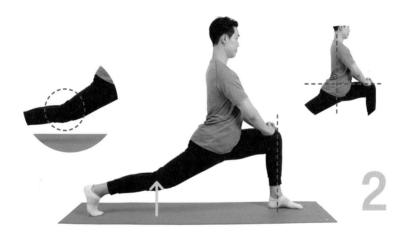

2

골반의 높이를 고정시키고 호흡을 내
쉬며 뒷다리의 무릎을 최대한 펴준다.
3초 동안 버틴 뒤 바닥으로 무릎을 내
려놓는다. 반대쪽도 같은 방법으로 진
행한다.

V컷

코어와 하체의 힘이 없는 사람이라면 꼭 해야 하는 스트레칭이다. 상체와 하체를 동시에 들어 올려야 하기 때문에 몸의 균형과 밸런스를 잡는 데 좋은 스트레칭이다.

운동 횟수
10회 3세트
운동 부위
복직근,
대퇴사두근

POINT
내려왔을 때 허벅지와 복부의 긴장이 풀리지 않도록 계속 힘을 준다.

1

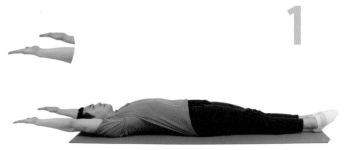

손끝부터 발끝까지 쭉 펴면서 호흡을 마시며 등을 바닥에 대고 눕는다.

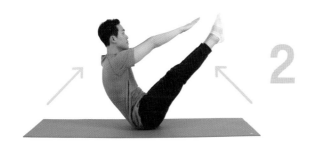

호흡을 내쉬며 상체와 하체를 동시에 접
을 수 있을 때까지 한 번에 힘껏 든다.

POINT
상체가 먼저 올라오면서 하체가
따라 올라오지 않도록 동시에 올
라온다.

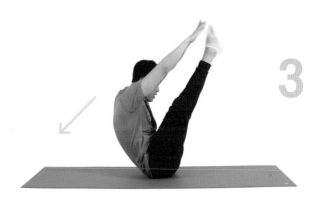

손끝과 발끝을 터치한 후 손을 다시 머
리 위로 뻗으며 그대로 눕는다.

프론트 푸쉬

햄스트링과 장요근에 영향을 미치는 강한 신장성 수축 스트레
칭이다. 이 스트레칭을 반복적으로 진행하면 유연성이 강화되
어 다리찢기까지 할 수 있다.

운동 횟수
좌우 10회 3세트

운동 부위
햄스트링,
비복근, 장요근

POINT
뒤쪽 다리의 골반 방향이 옆으
로 열리지 않도록 힘을 주어 유
지한다.

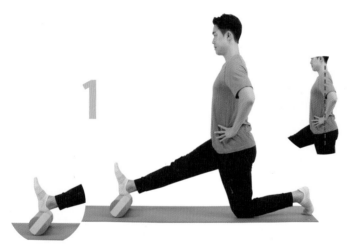

무릎을 대고 앉아서 호흡을 마시며 오
른쪽 발뒤꿈치를 폼롤러 위에다가 올
린다.

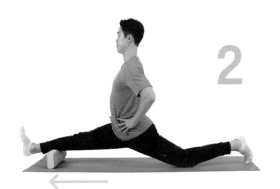

2

POINT
근육이 과하게 늘어나지 않도록
가능한 범위까지만 다리를 민다.

정면을 바라보고 호흡을 내쉬며 밀 수
있는 만큼 앞으로 민다.

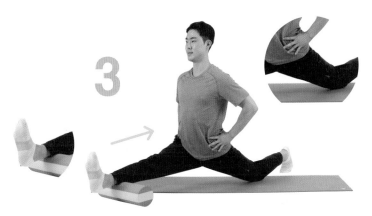

3

오른쪽 햄스트링, 왼쪽 장요근의 힘으
로 제자리로 끌고 올라온다. 반대쪽도
같은 방법으로 진행한다.

117

사이드 푸쉬

우리 몸의 많은 근육(햄스트링, 내전근, 요방형근, 광배근 등)의 활성화를 도와주며 강화시킬 수 있는 스트레칭이다. 폼롤러를 이용한 근력 단련에 좋다.

운동 횟수
좌우 10회 3세트

운동 부위
내전근, 햄스트링, 요방형근

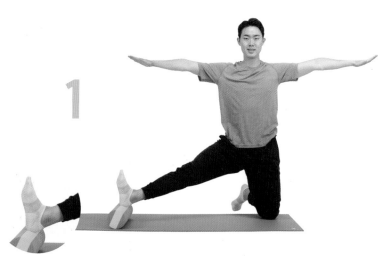

왼쪽 무릎은 바닥을 지탱하고 오른쪽 발 뒤꿈치는 왼쪽 무릎보다 조금 더 앞쪽 대각선 선상에 놔두면서 폼롤러 위에 발뒤꿈치를 올린다. 호흡을 마시며 양손은 옆으로 뻗고 오른쪽 발목을 꺾어준 뒤 외회전 시킨다.

2

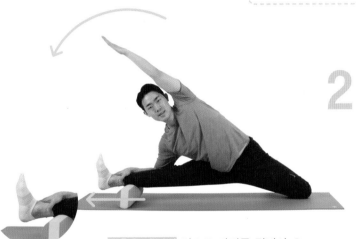

호흡을 내쉬며 옆으로 다리를 밀면서 오른손으로 발목을 잡고 왼손은 머리 위로 팔을 쭉 펴준다. 약한 반동으로 몸을 일으켜 세우면서 제자리로 돌아온다. 반대쪽도 같은 방법으로 진행한다.

스쿼트 밴딩 스트레칭

전신 스트레칭이자 유산소 스트레칭이다. 쉬는 시간 없이 진행할 경우 강도 높은 유산소 운동이 된다. 이 스트레칭으로 지방을 태우며 체중 감소의 효과를 얻을 수 있다.

운동 횟수
30회 3세트

운동 부위
대퇴사두근,
척주기립근

POINT
가동 범위가 점점 줄어들지 않도록 유지한다.

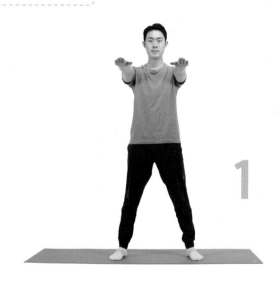

양팔을 앞으로 나란히 들고 다리를 어깨너비만큼 벌리고 11자로 만든다.

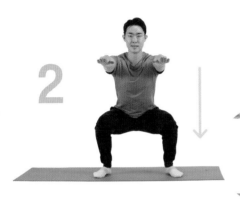

2

상체가 앞으로 숙여지지 않도록
위로 세운다.

스쿼트 동작으로 가동 범위가 허락하
는 선까지 내려간다.

코어의 힘이 풀리지 않도록 지속
적으로 유지한다.

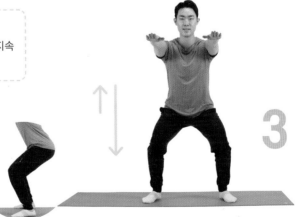

3

호흡을 내쉬며 절반만 올라왔다가 호
흡을 마시며 다시 내려가기를 반복적
으로 진행한다.

Y 스쿼트 밴딩 스트레칭

와이드 스쿼트의 고강도 운동이다. 반복 동작을 통해 전체적인 몸의 근력, 특히 내전근과 골반 주변의 근육을 강화시킬 수 있다.

운동 횟수
30회 3세트

운동 부위
내전근, 광배근

POINT
무릎이 안쪽으로 말리지 않도록
계속 발끝 방향으로 벌린다.

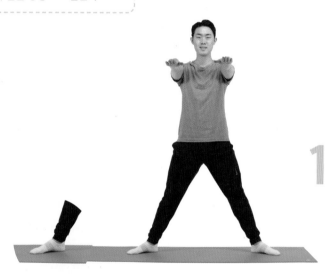

다리를 어깨너비보다 2~3배만큼 벌리고 발끝의 방향을 바깥쪽으로 향하게 돌리고 손을 앞으로 뻗는다.

2

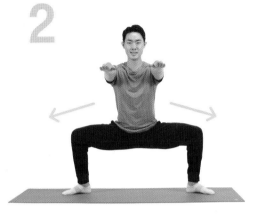

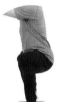

POINT
상체가 굽어지지 않도록 복부와
허리의 힘을 유지한다.

발끝의 방향에 맞춰서 호흡을 마시며
무릎을 접으면서 내려간다.

3

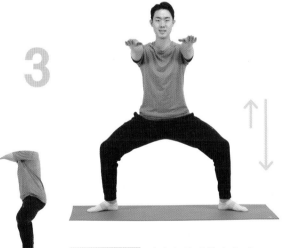

호흡을 내쉬며 절반만 올라왔다가 다
시 내려가기를 반복적으로 진행한다.

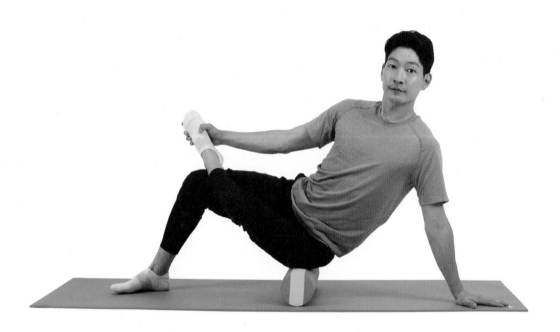

하루 15분,
살은 빼고 라인을 만드는
다이어트 스트레칭

하루 15분이면 충분하다
라인을 만드는 다이어트 스트레칭 루틴

    운동과 다이어트만큼 꾸준함을 필요로 하는 것이 있을까? 어떤 일이든 포기하지 않고 꾸준히 하다 보면 결국 원하는 결과를 얻을 수 있다. 그런 면에서 운동과 다이어트는 포기하지 않는 것이 매우 중요하다.

    근육의 발달은 개인마다 차이를 보이지만, 유독 발달한 부위가 있다면 체내 순환이 제대로 이루어지지 않기 때문이다. 그래서 본격적인 운동을 하기 전에 근막이완 스트레칭을 통해 해당 부위를 먼저 풀어주는 것이 중요하다. 그런 다음 강도를 높여 스트레칭과 운동을 진행해주는 것이 좋다. 근육을 늘여 체내 순환이 원활하게 이루어져야 매끄럽고 탄력 있는 라인을 만들 수 있다.

    여기에서 소개하고 있는 다이어트 스트레칭 루틴은 '근막이완 → 스트레칭 → 운동' 3단계로 구성하여 하루 15분 동안 누구라도 부담 없이 따라 할 수 있도록 구성하였다.

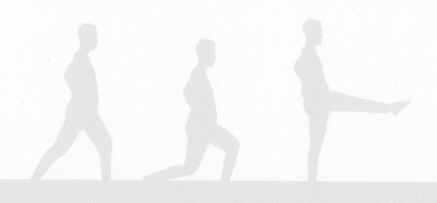

안쪽 허벅지 라인 만들기

* 세 동작을 따라 하면 하루에 15분 정도 소요된다.
  개인의 몸 상태에 따라 운동 시간은 차이가 있을 수 있다.

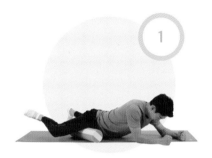

①

내전근 근막이완
스트레칭

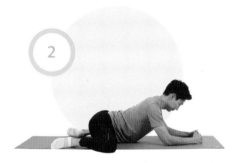

②

개구리 자세

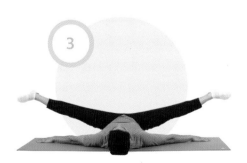

③

사이드 킥

내전근 근막이완 스트레칭

허벅지 안쪽의 내전근을 늘이고 풀어주는 스트레칭이다. 굳어 있는 살은 빼기 힘들뿐만 아니라 스트레칭 없이 바로 강도가 센 운동을 진행하면 부상의 위험도 있다.

운동 횟수
좌우 20회

운동 세트
4세트

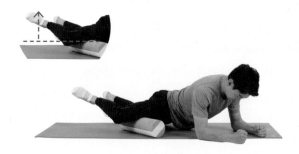

POINT
허벅지에 자극이 많이 오도록 다리는 무릎보다 높이 들어준다.

1

안쪽 허벅지 중앙에 폼롤러를 대고 엎드린다.

POINT
자극이 없다면 반대쪽 골반을 들어 폼롤러에 매달린다.

2

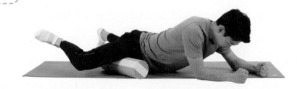

호흡을 내쉬며 좌, 우 롤링으로 안쪽 허벅지를 전체적으로 마사지한다. 반대쪽도 같은 방법으로 진행한다.

개구리 자세

개구리 자세는 골반과 다리를 이어주는 고관절을 부드럽게 만
들고 고관절의 가동 범위를 넓혀준다. 허리가 과하게 꺾이지 않
도록 코어에 힘을 주어 진행하면 효과가 좋다.

운동 횟수
20회

운동 세트
4세트

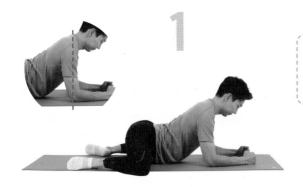

POINT
천천히 뒤쪽으로 밀 때 꼬리뼈는 하
늘을 바라보도록 자세를 유지한다.

무릎은 최대한 벌린 상태로 엎드린다.
이때 팔꿈치는 어깨 아래쪽에 둔다.

POINT
허리가 과하게 꺾이지 않도록 코어
에 힘을 준 상태를 유지한다.

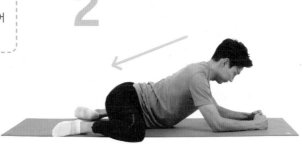

호흡을 내쉬며 천천히 뒤쪽으로 지그
시 민다.

사이드 킥

등을 대고 누워 다리를 아래로 내리는 이 스트레칭은 허벅지 안쪽에 자극을 준다. 이때 무릎은 힘이 풀리지 않도록 주의하며 코어에 힘을 주어야 허벅지 자극을 느낄 수 있다.

운동 횟수
20회

운동 세트
4세트

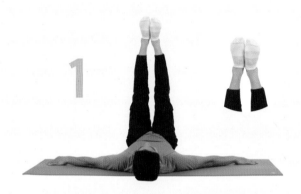

1

등을 대고 누워서 다리를 위로 올린다.
이때 발은 포인으로 만들고 발목에 힘을 준다.

POINT
무릎에 힘이 풀리지 않도록 신경 쓴다.

POINT
양쪽으로 다리를 찰 때는 코어에 힘이 풀리지 않도록 유지한다.

2

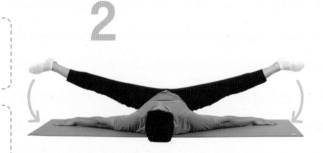

호흡을 내쉬며 순간적으로 다리를 아래쪽으로 차듯이 내린다.

애플힙 만들기

15분
운동시간

* 세 동작을 따라 하면 하루에 15분 정도 소요된다.
  개인의 몸 상태에 따라 운동 시간은 차이가 있을 수 있다.

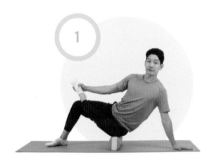

둔근 근막이완
스트레칭

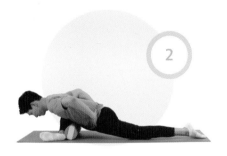

비둘기 자세

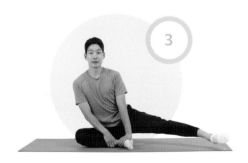

한 발 들어 넘기기
스트레칭

둔근 근막이완 스트레칭

폼롤러를 이용한 엉덩이 스트레칭이다. 이 스트레칭은 골반을
앞뒤로 움직일 수 있도록 도와주며 엉덩이를 풀어준다.

운동 횟수
좌우 20회

운동 세트
4세트

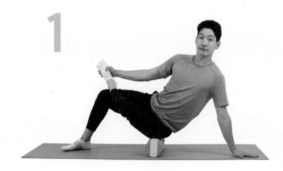

POINT
바닥을 짚은 손의 어깨에 힘을 주
며 바닥을 민다.

한쪽 다리는 반대쪽 다리 허벅지에 올
리고 몸통을 회전하여 폼롤러 위에 앉
아 손을 뻗어 바닥을 짚는다. 이때 다리
를 접은 쪽의 엉덩이가 폼롤러 위에 오
도록 한다.

POINT
허리는 곧게 뻗은 상태를 유지하며
한쪽 엉덩이만 롤링되도록 한다.

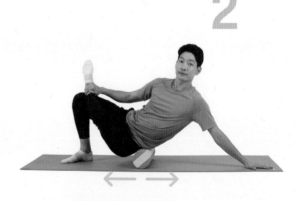

호흡을 내쉬며 천천히 위, 아래로 롤링
을 해준다. 반대쪽도 같은 방법으로 진
행한다.

비둘기 자세

혈액 순환 개선과 허리 통증을 예방하는 데 효과적인 스트레칭이다. 양쪽 골반의 균형을 맞춘다. 상체의 움직임이 진행될 때 엉덩이에 최대한 힘을 주어야 효과적이다.

운동 횟수
좌우 20회

운동 세트
4세트

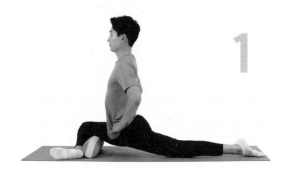

POINT
자세가 제대로 나오지 않는다면 앞쪽 다리의 발뒤꿈치를 안쪽으로 조금 당겨서 넣는다.

비둘기 자세를 만들어서 구부린 앞쪽 다리 아래에 폼롤러를 댄다. 허리를 곧게 뻗은 상태를 유지하며 턱은 당긴다.

POINT
올라올 때는 엉덩이(둔근)에 힘을 최대한 주면서 하체의 힘으로 올라온다.

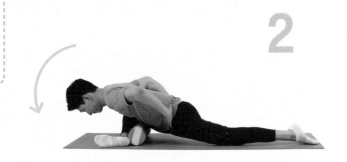

호흡을 내쉬며 가슴이 먼저 닿도록 내려간다. 반대쪽도 같은 방법으로 진행한다.

한 발 들어 넘기기 스트레칭

엉덩이의 힘으로 다리를 들어 뒤로 보내는 스트레칭으로 골반에 통증이 있다면 추천하는 스트레칭이다. 자주 연습하면 애플힙이 될 수 있는 좋은 스트레칭이다.

운동 횟수
좌우 20회
운동 세트
4세트

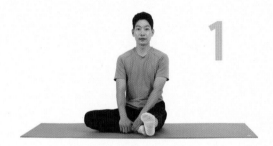

1

POINT
앞으로 뻗은 다리는 바닥에 닿지 않도록 신경 쓴다. 시작과 종료 자세에서는 다리를 내려놓아도 된다.

한쪽 다리는 접어서 발바닥을 안쪽 허벅지에 대고 다른 쪽 다리는 앞으로 뻗어서 살짝 들어준다.

POINT
동작이 힘들 경우 구간으로 나눠서 진행을 한다.

2

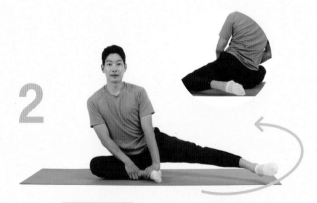

호흡은 내쉬며 다리를 옆으로 뻗으며 뒤쪽으로 돌린다. 양손은 오른발 양쪽 옆에 내려놓고 왼쪽 다리는 길게 뻗는다. 골반과 가슴은 같은 방향을 향하고 오른쪽 무릎과 발은 정면을 향한다. 반대쪽도 같은 방법으로 진행한다.

잘록한 허리 만들기

* 세 동작을 따라 하면 하루에 15분 정도 소요된다.
개인의 몸 상태에 따라 운동 시간은 차이가 있을 수 있다.

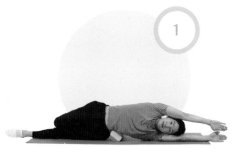

1

요방형근 근막이완
스트레칭

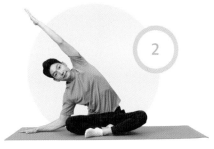

2

사이드 밴딩
스트레칭

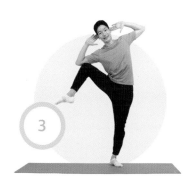

3

니업 킥

135

요방형근 근막이완 스트레칭

요방형근은 허리에서 골반 안쪽으로 이어지는 근육으로, 요방형근의 짧아지면 통증이 생기고 혈액 순환이 잘 되지 않는다. 이 스트레칭으로 요방형근을 집중적으로 늘여주자.

운동 횟수
좌우 20회

운동 세트
4세트

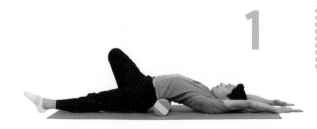

1

POINT
빠르게 진행하면 허리에 무리가 되므로 최대한 천천히 한다.

폼롤러를 허리 부분에 놓은 상태로 한쪽 다리는 세우고 다른 쪽 다리는 앞으로 뻗은 채로 그대로 눕는다. 이때 꼬리뼈는 바닥으로 눌러준다.

POINT
운동이 끝난 후 폼롤러를 뺄 때는 엉덩이를 들어 폼롤러부터 뺀다.

2

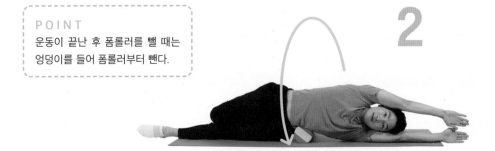

호흡을 내쉬며 바닥을 지지하고 있는 발바닥을 밀며 몸을 회전시킨다. 반대쪽도 같은 방법으로 진행한다.

사이드 밴딩 스트레칭

허리를 안정시키는 근육을 순차적으로 풀어주는 스트레칭이
다. 몸통 측면부의 유연성을 높이고 혈액 순환이 잘 되도록 도
와준다.

운동 횟수
좌우 20회

운동 세트
4세트

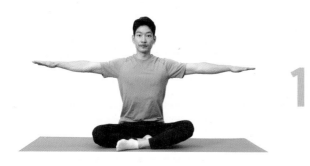

편안한 자세로 앉아 양팔을 옆으로 뻗
는다.

POINT
동작을 할 때 양쪽 엉덩이는 들리
면 안 된다.

POINT
위쪽에 뻗은 팔은 구부려지면 스
트레칭에 방해가 된다.

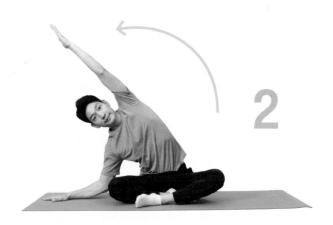

호흡을 내쉬며 한쪽으로 내려간다. 바
닥을 지탱하고 있는 손은 바닥을 꾹 누
르며 진행한다. 반대쪽도 같은 방법으
로 진행한다.

니업 킥

굽은 허리를 펴는 옆구리 스트레칭이다. 잘록한 허리를 만드는
데 효과적이며 골반의 균형과 안정을 찾는데 도움이 된다. 중심
을 잘 잡아 넘어지지 않도록 주의한다.

운동 횟수
좌우 20회

운동 세트
4세트

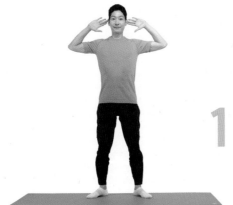

1

양발은 어깨너비만큼 벌리고 양손은
귀 뒤에 댄다.

POINT
골반은 정면을 계속 바라보도록 유
지한다.

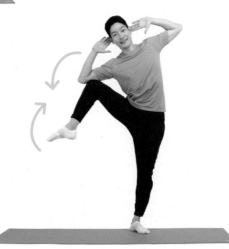

2

호흡을 내쉬며 무릎과 팔꿈치를 터치
한다. 반대쪽도 같은 방법으로 진행
한다.

매끈한 등 라인 만들기

15분
운동시간

* 세 동작을 따라 하면 하루에 15분 정도 소요된다.
  개인의 몸 상태에 따라 운동 시간은 차이가 있을 수 있다.

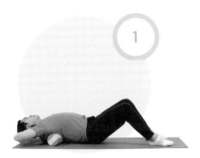

1

굽은 등 근막이완
스트레칭

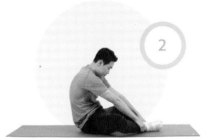

2

몸통 말아 척추
마디마디 스트레칭

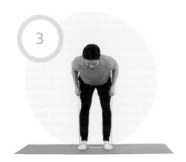

3

밴드 밴딩 스트레칭

굽은 등 근막이완 스트레칭

호흡하면서 굽은 등을 활짝 펴는 스트레칭이다. 코어에 힘을 주어 엉덩이 드는 힘을 유지하면서 폼롤러로 롤링하며 등 라인을 풀어준다.

운동 횟수
20회

운동 세트
4세트

1

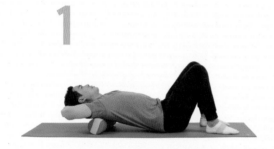

폼롤러를 어깨 뒤에 두고 기대어 눕는다. 이때 양손으로 머리를 받친다.

POINT
위, 아래로 길게 움직이면서 등을 전체적으로 푼다.

POINT
허리와 등이 과하게 꺾이지 않도록 상체를 바닥과 수평으로 만들면서 진행한다.

2

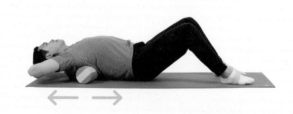

엉덩이를 들어 올리면서 호흡을 내쉬며 폼롤러를 타고 등 라인을 따라서 명치 뒤쪽까지 타고 올라간다. 다시 제자리로 돌아오면서 호흡을 마시며 엉덩이를 내려놓는다.

몸통 말아 척추 마디마디 스트레칭

건강한 척추를 위해 척추의 마디를 느끼는 스트레칭이다. 척추 마디마디를 느끼며 구부리고 펴며 척추 주변의 근육들이 부드럽게 움직일 수 있도록 한다.

운동 횟수
20회

운동 세트
4세트

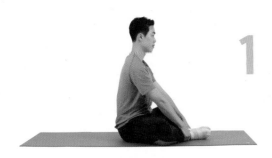

발바닥을 맞대고 앉아 양손으로 발목을 잡는다.

POINT
등을 최대한 말아서 충분히 이완될 수 있도록 한다.

POINT
팔꿈치가 구부지지 않도록 끝까지 펴면서 진행한다.

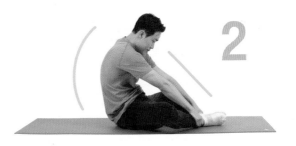

발목에 매달리는 느낌으로 호흡을 내쉬며 팔꿈치를 펴면서 등을 만다. 발목을 당기고 허리를 펴면서 호흡을 마시며 제자리로 돌아온다.

밴드 밴딩 스트레칭

밴드를 이용하여 등 근육을 강화시키는 스트레칭이다. 밴드는 강하게 잡고 등과 코어의 긴장을 풀지 않으며 운동을 해야 효과적이다.

운동 횟수
20회
운동 세트
4세트

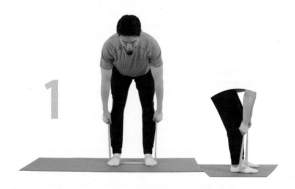

POINT
팔을 뻗었을 때도 등의 긴장이 풀리지 않도록 힘을 준다.

발바닥으로 밴드를 밟고 다리를 어깨 너비만큼 벌려 준 뒤 양손으로 밴드의 끝을 잡는다. 밴드의 탄성이 강하게 느껴지도록 손으로 밴드 끝을 돌려 감싼다.

POINT
팔 힘이 아닌 등의 힘으로 밴드를 당긴다.

POINT
팔꿈치가 벌어지지 않도록 모은다.

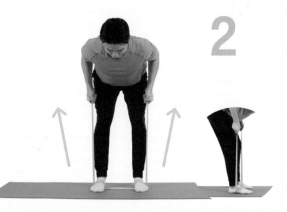

가슴을 내밀면서 상체를 아치 형태로 만든다. 호흡을 마시며 팔꿈치를 옆구리 쪽으로 당겼다가 호흡을 내쉬며 다시 제자리로 돌아온다.

날씬한 뒤쪽 허벅지 라인 만들기

* 세 동작을 따라 하면 하루에 15분 정도 소요된다.
  개인의 몸 상태에 따라 운동 시간은 차이가 있을 수 있다.

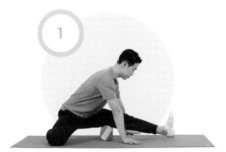

햄스트링 근막이완
스트레칭

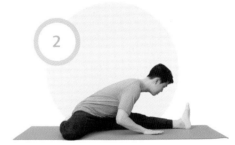

햄스트링 스트레칭

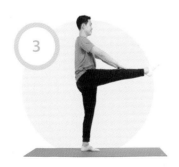

핸드 프론트 킥

143

햄스트링 근막이완 스트레칭

폼롤러를 이용하여 허벅지 뒤쪽과 햄스트링을 풀어주는 스트 레칭이다. 코어와 엉덩이에 힘을 주어 중심을 잡고 한쪽으로 무 게 중심이 넘어가지 않도록 한다.

운동 횟수
좌우 20회

운동 세트
4세트

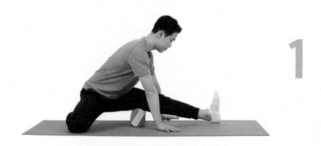

1

왼쪽 다리는 앞으로 뻗고 오른쪽 다리 는 뒤로 접은 뒤 왼쪽 허벅지 중앙에 폼롤러를 댄다. 양손은 뻗은 다리의 무 릎 옆을 짚는다.

POINT
오른쪽 무릎으로 무게 중심이 넘어 가지 않도록 한다.

POINT
등이 굽지 않도록 편다.

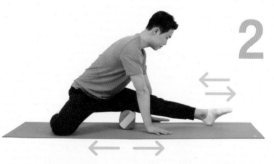

2

발목에 힘을 주어 발끝을 포인과 플렉스 로 바꿔가면서 폼롤러로 롤링한다. 반대 쪽도 같은 방법으로 진행한다.

햄스트링 스트레칭

햄스트링에 자극을 주어 매끈한 허벅지 라인을 만드는 스트레칭이다. 햄스트링 스트레칭으로 유연성을 강화하여 노화와 부상을 방지할 수 있다.

운동 횟수
좌우 20회

운동 세트
4세트

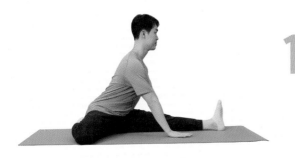

1

왼쪽 다리는 앞으로 뻗고 오른쪽 다리는 뒤로 접어준 뒤에 양손은 뻗은 다리의 무릎 옆에 두고 허리를 편다.

POINT
상체가 숙여지면서 등이 말리거나 무릎이 구부러지지 않도록 한다.

POINT
반동을 주지 않는다.

2

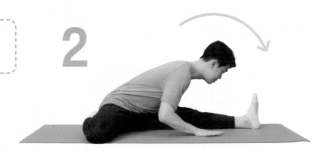

발끝을 몸 쪽으로 꺾어주고 호흡을 내쉬며 상체를 숙이며 내려갔다가 호흡을 마시며 올라온다. 반대쪽도 같은 방법으로 진행한다.

핸드 프론트 킥

하체의 힘으로 발차기를 하는 스트레칭이다. 코어와 엉덩이에
힘을 주어 앞으로 발차기를 하기 때문에 허벅지의 살과 하체의
살을 빼는 데 효과적이다.

운동 횟수
좌우 20회

운동 세트
4세트

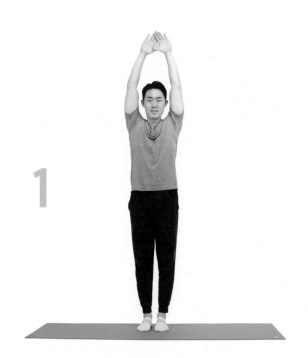

양손을 머리 위로 뻗고 두 손은 모은다.

2

POINT
무릎이 구부러지지 않도록 펴주면
서 킥을 찬다.

POINT
손을 내리면서 등이 굽어지지 않도
록 세워준다.

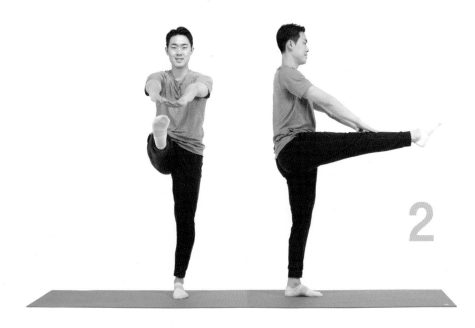

호흡을 내쉬며 한쪽 다리를 들어 올리
면서 동시에 손을 내려 다리를 터치한
다. **호흡을 마시며** 제자리로 돌아온 뒤
에 반대쪽도 같은 방법으로 진행한다.

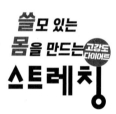
쓸모 있는
몸을 만드는 고강도 다이어트
스트레칭

펴낸날 초판 1쇄 2021년 7월 23일

지은이 김성종 · 최호열

펴낸이 강진수
편 집 김은숙, 김도연
디자인 임수현

인 쇄 (주)사피엔스컬쳐

펴낸곳 (주)북스고 **출판등록** 제2017-000136호 2017년 11월 23일
주 소 서울시 중구 서소문로 116 유원빌딩 1511호
전 화 (02) 6403-0042 **팩 스** (02) 6499-1053

ⓒ 김성종 · 최호열, 2021

ISBN 979-11-6760-003-5 13510

책 출간을 원하시는 분은 이메일 booksgo@naver.com로 간단한 개요와 취지, 연락처 등을 보내주세요.
Booksgo는 건강하고 행복한 삶을 위한 가치 있는 콘텐츠를 만듭니다.

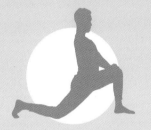

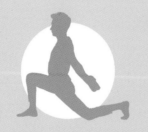